À propos des NCCN Guidelines for Patients®

NCCN National Comprehensive Cancer Network®

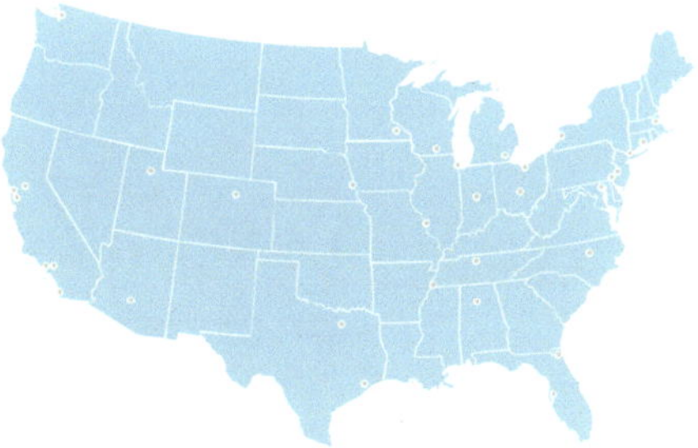

Saviez-vous que les meilleurs centres de lutte contre le cancer des États-Unis travaillent ensemble pour améliorer la prise en charge du cancer ? Cette alliance de centres de lutte contre le cancer de premier plan est appelée National Comprehensive Cancer Network® (NCCN®).

Les soins de cancérologie sont en constante évolution. Le NCCN élabore des recommandations en matière de prise en charge du cancer fondées sur des données probantes et utilisées par les prestataires de soins de santé du monde entier. Ces recommandations fréquemment mises à jour constituent les NCCN Clinical Practice Guidelines in Oncology (NCCN Guidelines®). Les NCCN Guidelines for Patients expliquent clairement ces recommandations de spécialistes pour les personnes atteintes d'un cancer et les aidants.

Ces NCCN Guidelines for Patients sont basées sur les NCCN Clinical Practice Guidelines in Oncology (NCCN Guidelines®) pour l'adénocarcinome pancréatique, version 2.2023 — 19 juin 2023.

Consulter gratuitement en ligne les NCCN Guidelines for Patients
NCCN.org/patientguidelines

Trouver un centre de lutte contre le cancer du NCCN près de chez vous
NCCN.org/cancercenters

Retrouvez-nous sur les réseaux YouTube

Soutiens

Les NCCN Guidelines for Patients sont financées par la NCCN Foundation®

La NCCN Foundation tient à exprimer sa reconnaissance aux entreprises suivantes, qui ont contribué à la mise à disposition de ces NCCN Guidelines for Patients : AstraZeneca

Le NCCN adapte, met à jour et héberge de manière indépendante les NCCN Guidelines for Patients. Les entreprises qui nous soutiennent ne participent pas à l'élaboration des NCCN Guidelines for Patients et ne sont pas responsables du contenu ni des recommandations émises.

Contribution supplémentaire fournie par

Dr. Wui-Jin Koh et Theresa Werner en mémoire d'Eric Werner.

Dr. Wui-Jin Koh en l'honneur de Miggie Olsson, survivante à long terme du cancer du pancréas et militante.

La Fondation Hirshberg pour la recherche sur le cancer du pancréas a pour objectif de trouver un remède au cancer du pancréas et d'aider les patients et les familles dont la vie est affectée par cette maladie. Créée en 1997, la fondation finance des recherches scientifiques de pointe, assure la sensibilisation et le soutien des patients et nourrit l'espoir de voir enfin ce cancer définitivement éradiqué. pancreatic.org

Pour faire un don ou en savoir plus, visitez le site en ligne ou envoyez un e-mail à l'adresse suivante

NCCNFoundation.org/donate

PatientGuidelines@NCCN.org

Table des matières

4 Qu'est-ce qu'un cancer du pancréas

9 Tests pour le cancer du pancréas

21 Soins de soutien

31 Essais cliniques

34 Traitement par chirurgie

49 Traitement sans chirurgie

59 Prendre des décisions thérapeutiques

70 Mots clés

73 Contributeurs du NCCN

74 Centres de lutte contre le cancer du NCCN

76 Index

La NCCN Foundation vise à soutenir les millions de patients touchés par un diagnostic de cancer ainsi que leurs proches, en finançant et en distribuant les NCCN Guidelines for Patients. La NCCN Foundation s'engage également à faire progresser le traitement contre le cancer en finançant les médecins prometteurs américains, qui sont au centre de l'innovation dans la recherche contre le cancer. Pour plus de détails et pour le catalogue complet des ressources destinées aux patients et aux aidants, rendez-vous sur NCCN.org/patients.

National Comprehensive Cancer Network (NCCN) / NCCN Foundation
3025 Chemical Road, Suite 100
Plymouth Meeting, PA 19462, États-Unis

1

Qu'est-ce qu'un cancer du pancréas

5 Qu'est-ce que le cancer du pancréas ?

6 Quelles sont les causes du cancer du pancréas ?

6 Quels sont les stades du cancer du pancréas ?

7 Quel est le meilleur traitement pour le cancer du pancréas ?

8 Points clés

Le cancer du pancréas est l'un des cancers les plus courants. Il s'agit d'un cancer difficile à traiter, mais les traitements s'améliorent. Les experts étudient les meilleurs moyens de traiter le cancer du pancréas et mettent au point de nouveaux traitements. Lisez ce chapitre pour obtenir les réponses à certaines questions courantes sur le cancer du pancréas.

Qu'est-ce que le cancer du pancréas ?

Le cancer du pancréas se développe dans une grosse glande appelée pancréas. Le pancréas fait partie du système digestif. Il produit des enzymes qui décomposent les protéines, les graisses, les sucres et les amidons contenus dans les aliments. Il produit également des hormones appelées insuline et glucagon qui contrôlent le taux de sucre dans le sang.

Le cancer du pancréas affecte la croissance cellulaire. Les cellules cancéreuses du pancréas produisent de nombreuses nouvelles cellules cancéreuses et ne meurent pas lorsqu'elles le devraient. La prolifération des cellules cancéreuses du pancréas se transforme en une masse appelée tumeur. Les cellules cancéreuses du pancréas ne restent pas sur place et peuvent se développer dans les tissus voisins. Elles peuvent se détacher de la tumeur, s'étendre à d'autres zones et former d'autres tumeurs.

Il existe 2 principaux types de cancer du pancréas

Le type le plus courant de cancer du pancréas se forme à partir des cellules exocrines. Les cellules exocrines fabriquent et transportent les enzymes digestives. Les adénocarcinomes pancréatiques se forment à partir des cellules exocrines qui tapissent les canaux tubulaires du pancréas. Ils sont également appelés adénocarcinomes canalaires pancréatiques (PDAC) et font l'objet de cet ouvrage.

Plus rarement, le cancer du pancréas se forme à partir de cellules endocrines. Les cellules endocrines

Pancréas

Prononcé « pan·kré·a » ou « pan·kré·as ».

Le pancréas se trouve dans l'abdomen. Il est situé juste en dessous du foie et derrière l'estomac. Chez l'adulte, le pancréas mesure environ 15 cm de long.

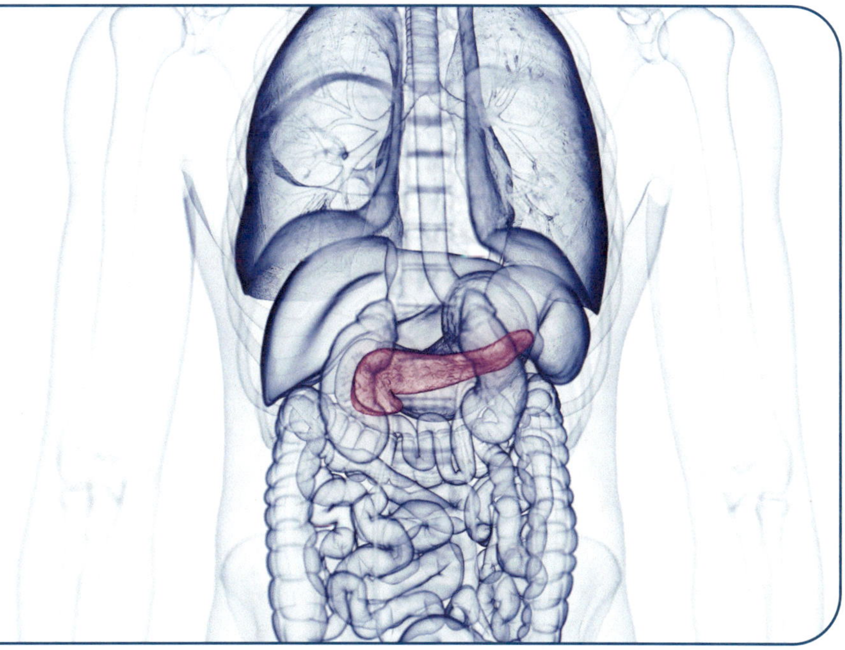

produisent des hormones. Le cancer du pancréas qui se forme à partir de cellules endocrines est appelé tumeur neuroendocrine. Des informations sur les tumeurs neuroendocrines du pancréas sont disponibles sur NCCN.org/patientguidelines et sur l'application NCCN Patient Guides for Cancer.

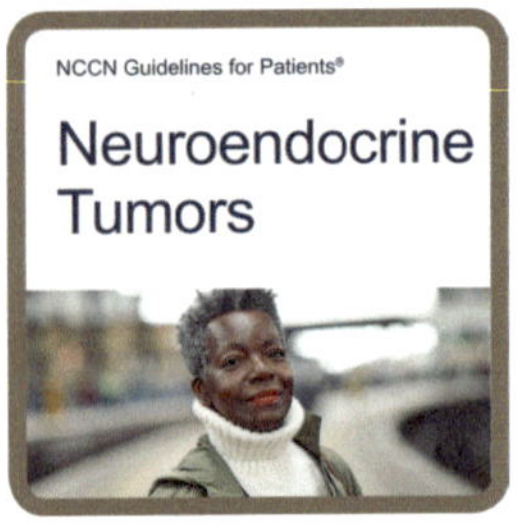

Quelles sont les causes du cancer du pancréas ?

De nombreuses personnes atteintes d'un cancer se demandent comment elles l'ont contracté. Les experts ne savent pas exactement ce qui fait que les cellules du pancréas deviennent des cellules cancéreuses. Mais plusieurs facteurs sont connus pour augmenter le risque de développer un cancer du pancréas. Ces facteurs de risque sont notamment les suivants :

- Des facteurs liés au mode de vie, tels que le tabagisme, la consommation excessive d'alcool et une alimentation peu équilibrée
- Un contact important avec des produits chimiques cancérigènes, tels que les pesticides
- Des problèmes de santé, tels que le diabète et l'inflammation chronique du pancréas
- Des parents proches atteints d'un cancer du pancréas, du sein, de l'ovaire, du colon ou d'un mélanome

Environ un cancer du pancréas sur dix est héréditaire. Cela signifie qu'un risque plus élevé vous a été transmis par vos parents par le biais de vos gènes. La cause génétique du cancer du pancréas héréditaire est inconnue dans la plupart des familles. Les maladies héréditaires connues pour augmenter le risque de cancer du pancréas sont les suivantes :

- Syndrome de prédisposition héréditaire aux cancers du sein et de l'ovaire (HBOC)
- Syndrome de Peutz-Jeghers, syndrome de Lynch et syndrome de Li-Fraumeni
- Syndrome du naevus atypique, également connu sous le nom de syndrome familial des naevus dysplasiques (FAMMM) et syndrome mélanome-cancer pancréatique
- Pancréatite héréditaire

Les tests génétiques détectent les gènes qui ont été associés à ces maladies héréditaires et sont abordés au chapitre 2.

Quels sont les stades du cancer du pancréas ?

Les stades du cancer du pancréas vont du stade 0 au stade 4. Souvent, les stades 1 à 4 sont écrits en chiffres romains : stades I, II, III et IV. Les stades du cancer sont basés sur la taille de la tumeur pancréatique et sur l'étendue de la propagation du cancer.

- Le cancer du pancréas de **stade 0** se trouve uniquement dans la couche la plus interne de la paroi du canal.
- Le cancer du pancréas de **stade 1** consiste en une tumeur de 4 centimètres ou moins qui ne s'est pas propagée en dehors du pancréas. À titre de comparaison, une balle de golf mesure 4,3 centimètres.
- Le cancer du pancréas de **stade 2** consiste en une tumeur de plus de 4 centimètres ou en une propagation du cancer vers un à trois ganglions lymphatiques voisins, qui sont de

petites structures aidant le corps à lutter contre la maladie.

- Le cancer du pancréas de **stade 3** s'est développé à travers le pancréas jusqu'aux artères principales voisines ou s'est propagé à 4 ganglions lymphatiques ou plus.
- Le cancer du pancréas de **stade 4** s'est largement propagé et atteint généralement le foie, les poumons ou la paroi de l'abdomen.

À quel stade correspond le cancer métastatique ?

Le cancer du pancréas de stade 4 est un cancer métastatique, mais les autres stades peuvent devenir des cancers métastatiques avec le temps. Le cancer du pancréas métastatique s'est propagé loin du pancréas.

La stadification est-elle utilisée pour planifier le traitement du cancer du pancréas ?

Contrairement à d'autres cancers, les experts ne planifient pas le traitement initial en fonction des cinq stades du cancer du pancréas. Ils utilisent un système différent pour décider du traitement des cancers qui ne sont pas métastatiques. Ce système est décrit au chapitre 5.

Quel est le meilleur traitement pour le cancer du pancréas ?

Aucun traitement du cancer du pancréas n'est universel. Le meilleur traitement est celui qui vous convient le mieux. Votre plan de traitement doit suivre les bonnes pratiques, c'est-à-dire les soins oncologiques fondés sur la science et le consensus des experts. Les chapitres suivants présentent les bonnes pratiques en matière de dépistage et de traitement du cancer du pancréas.

Certaines personnes atteintes d'un cancer du pancréas de stade 1, 2 ou 3 subissent une intervention chirurgicale pour retirer le cancer du corps. Grâce aux progrès de la médecine, la chirurgie est aujourd'hui une option accessible à davantage de personnes que par le passé. D'autres types de

Stades du cancer du pancréas

Très rarement, le cancer du pancréas se trouve uniquement dans le canal (stade 0) ou uniquement dans le pancréas(stade 1 ou parfois stade 2). Les stades 2 et 3 comprennent égalcment les cancers qui se sont propagés à des structures en forme de haricot appelées ganglions lymphatiques (illustration). D'autres cancers de stade 3 se sont développés dans les artères voisines, comme le tronc cœliaque. Le plus souvent, le cancer du pancréas s'est propagé loin du pancréas, ce qui correspond au stade 4.

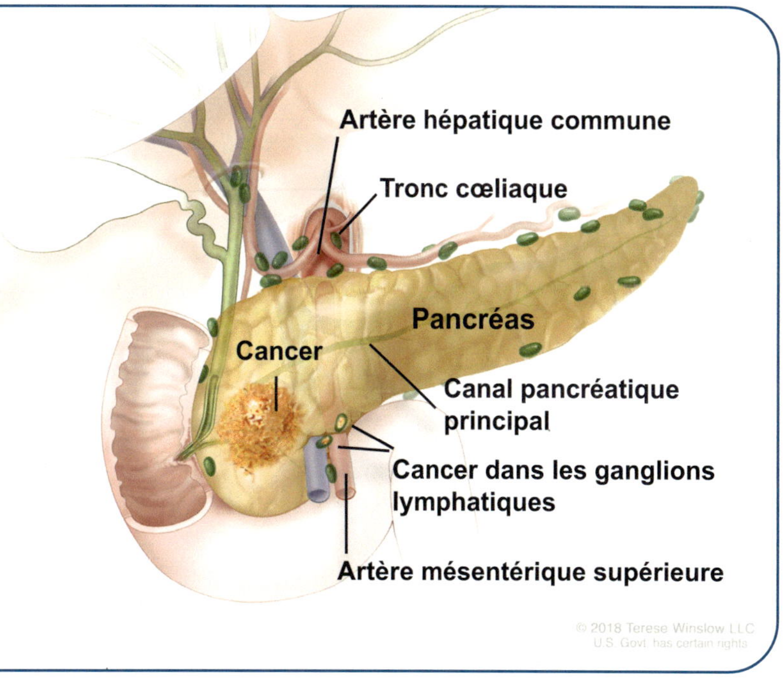

traitement du cancer sont utilisés avec la chirurgie pour améliorer les résultats. Des recherches sont en cours pour déterminer s'il est préférable de recevoir ces autres traitements avant ou après la chirurgie. Lisez le chapitre 5 pour en savoir plus sur le traitement par chirurgie.

Pour la plupart des personnes atteintes d'un cancer du pancréas, la chirurgie n'est pas le meilleur traitement. Un traitement médicamenteux est le plus souvent utilisé pour contrôler la croissance du cancer et réduire les symptômes. La recherche a comparé les médicaments anticancéreux actuels afin d'identifier les meilleurs. Ces dernières années, des schémas thérapeutiques médicamenteux basés sur les marqueurs du cancer ont été utilisés pour améliorer les résultats. Le traitement sans chirurgie est abordé au chapitre 6.

Les essais cliniques offrent un espoir à toutes les personnes atteintes d'un cancer du pancréas. Les essais cliniques sont un type de recherche sur la santé qui teste de nouvelles méthodes de lutte contre le cancer. Demandez à votre équipe soignante s'il existe un essai clinique qui vous conviendrait.

Points clés

- Le pancréas est une glande qui aide à digérer les aliments et à contrôler la glycémie.
- Les adénocarcinomes pancréatiques se forment à partir des cellules exocrines qui tapissent les canaux du pancréas et font l'objet de cet ouvrage.
- Certaines familles partagent des gènes qui augmentent le risque de cancer du pancréas.
- Il existe cinq stades de cancer du pancréas, allant du stade 0 au stade 4.
- Votre équipe soignante établira un plan de traitement qui vous est propre. Discutez avec votre équipe des options de traitement et des soins de soutien.

Soyez votre propre défenseur

Prenez des mesures pour obtenir les meilleurs soins possibles. Voici trois façons de défendre vos intérêts :

- ✓ Lisez cet ouvrage pour en savoir plus sur le cancer du pancréas et son traitement. Utilisez les questions figurant à la fin de cet ouvrage pour discuter et décider avec votre équipe soignante des options de soins qui vous conviennent.
- ✓ Choisissez une équipe pluridisciplinaire. Le traitement du cancer du pancréas nécessite une équipe d'experts. Lisez cet ouvrage pour savoir quels sont les prestataires de soins nécessaires pour former cette équipe. Vous choisissez votre équipe en décidant où vous voulez vous faire soigner. Obtenir un deuxième avis sur le traitement peut vous aider à décider du traitement à suivre.
- ✓ Soyez un membre actif de l'équipe. Lorsque vous discutez du traitement, faites part de vos objectifs à votre équipe. Posez des questions lorsque vous ne comprenez pas. Les soins de soutien font partie des soins oncologiques. Parlez à votre équipe de vos symptômes et des autres difficultés que vous rencontrez. Cet ouvrage présente les éléments clés des soins de soutien.

2

Tests pour le cancer du pancréas

10 Consultation multidisciplinaire

12 Imagerie

14 Tests endoscopiques

15 Biopsie

16 Analyses de sang

17 Tests génétiques pour les mutations héréditaires

18 Analyse des biomarqueurs pour le profilage

20 Points clés

Une série de tests est nécessaire pour identifier le cancer du pancréas et établir un plan de traitement. L'imagerie est essentielle pour déterminer le stade du cancer et décider si la chirurgie est une option de traitement. Les tests peuvent également montrer si le cancer présente des caractéristiques uniques pour lesquelles il existe un traitement spécifique.

Consultation multidisciplinaire

Il n'y a pas de symptôme caractéristique du cancer du pancréas, surtout aux stades précoces. Les signes du cancer du pancréas peuvent également être causés par d'autres problèmes de santé. Les professionnels de santé peuvent suspecter un cancer du pancréas sur la base de symptômes, tels qu'une jaunisse de la peau ou des yeux. Les signes de cancer du pancréas sur les radiographies comprennent des canaux pancréatiques plus larges que la normale ou un pancréas enflammé. Si votre médecin soupçonne un cancer du pancréas, des tests seront nécessaires.

Équipe soignante

Le cancer du pancréas étant complexe, il faut une équipe d'experts pour décider de la meilleure façon de le diagnostiquer et de le traiter. Cette équipe d'experts devrait :

- **Être multidisciplinaire :** constituée de prestataires de soins de santé issus de différents domaines de la médecine
- **Travailler dans un centre à forte activité :** avoir une grande expérience du cancer du pancréas

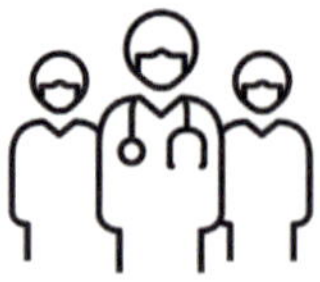

Équipe soignante

L'équipe soignante peut comprendre de nombreux membres pluridisciplinaires, dont les spécialistes suivants :

- ✓ Radiologue diagnosticien
- ✓ Radiologue interventionnel
- ✓ Pathologiste
- ✓ Gastro-entérologue
- ✓ Oncologue médical
- ✓ Chirurgien oncologue
- ✓ Radio-oncologue
- ✓ Gériatre
- ✓ Diététicien agréé
- ✓ Conseiller en génétique
- ✓ Prestataire de soins palliatifs
- ✓ Prestataire de soins de santé mentale

Bon nombre de ces experts sont assistés par des infirmiers, des techniciens ou des assistants qui sont souvent en première ligne dans le traitement du cancer.

Retrouvez les descriptions des membres de l'équipe tout au long de cet ouvrage.

Réunion de concertation

Lorsque votre équipe soignante se réunit pour se concerter, elle examine votre dossier médical et les examens effectués avant votre visite.

- Attendez-vous à ce que l'on vous pose des questions sur votre santé passée et actuelle. Ces informations sont appelées antécédents familiaux. Vous serez également interrogé(e) sur les antécédents médicaux de vos proches parents.
- Un membre de l'équipe effectuera un examen physique de votre corps afin de détecter les signes de maladie et d'évaluer votre capacité physique.
- Il est probable que vous passiez au moins un examen d'imagerie et certains des autres tests énumérés dans le **Guide 1**.

L'équipe discutera avec vous du diagnostic et vous indiquera si vous avez besoin d'autres examens. Elle abordera également de vos options de traitement. L'un des principaux objectifs de l'équipe est de décider si la chirurgie est une option. L'équipe travaillera avec vous pour établir un plan de soins qui vous est propre.

"

Restez optimiste, recherchez le bonheur et la joie, entourez-vous d'amour et connectez-vous à une puissance supérieure. "

Guide 1
Tests pour le cancer du pancréas

Tests de diagnostic et de stadification	Imagerie • TDM avec protocole pancréatique ou IRM de l'abdomen • Éventuelle TDM du thorax et du bassin, IRM du foie, ou TEP/TDM si le protocole pancréatique n'a pas détecté un cancer métastatique Tests endoscopiques • Une EUS ou laparoscopie peut être réalisée pour la stadification Biopsie pour confirmer la présence d'un cancer • Biopsie guidée par EUS ou biopsie guidée par imagerie Analyses de sang • Tests de la fonction hépatique et marqueur CA 19-9
Tests pour un traitement personnalisé	• Tests génétiques pour les mutations héréditaires • Analyse des biomarqueurs pour obtenir un profil moléculaire du cancer

Imagerie

Les examens d'imagerie prennent des photos de l'intérieur du corps. Ils peuvent révéler la présence d'un cancer à l'intérieur du corps. L'imagerie du pancréas est très importante et constitue souvent le premier test de dépistage du cancer du pancréas. Elle est utilisée pour évaluer le stade du cancer et planifier le traitement.

Imagerie du pancréas

Les radiologues ont identifié les méthodes qui montrent le mieux le cancer à l'intérieur et à proximité du pancréas. Ces méthodes sont connues sous le nom de protocoles pancréatiques. Il existe des protocoles pancréatiques pour la tomodensitométrie (TDM) et l'imagerie par résonance magnétique (IRM).

Un produit de contraste vous sera administré si vous êtes en mesure de le recevoir en toute sécurité. Le contraste rend les images plus claires. Le produit de contraste sera injecté. Si vous effectuez une TDM, vous boirez également un liquide de contraste. Le produit de contraste passe dans la circulation sanguine et est éliminé dans l'urine.

La TDM est un type de radiographie plus détaillé. Elle prend de nombreuses photos sous différents angles. Un ordinateur combine les images pour créer des images en 3D. Une **TDM avec protocole pancréatique** prend des images avant contraste et plusieurs fois après contraste. L'examen est terminé au bout de quelques minutes.

L'imagerie du pancréas est le plus souvent réalisée à l'aide de la TDM, mais il est possible de la remplacer par une IRM. L'IRM utilise des champs magnétiques puissants et des ondes radio pour produire des images. Une **IRM avec protocole pancréatique** peut révéler de petites tumeurs et des métastases qui n'ont pas été vues avec la TDM. L'examen est réalisé en 30 à 90 minutes.

Une cholangiopancréatographie par résonance magnétique (CPRM) est un type d'IRM qui fait généralement partie de l'IRM avec protocole pancréatique. Elle permet d'obtenir des images très claires du pancréas et des voies biliaires. Aucun contraste n'est utilisé car la bile et d'autres liquides agissent comme un produit de contraste.

Imagerie

Les examens d'imagerie sont utilisés pour prendre des photos de l'intérieur de votre corps. Vous serez allongé(e) sur une table qui se déplacera dans le tunnel de la machine. Vous devrez rester immobile pendant l'examen. On vous demandera peut-être de retenir votre respiration. Un radiologue visualisera les images sur un ordinateur et recherchera des signes de cancer.

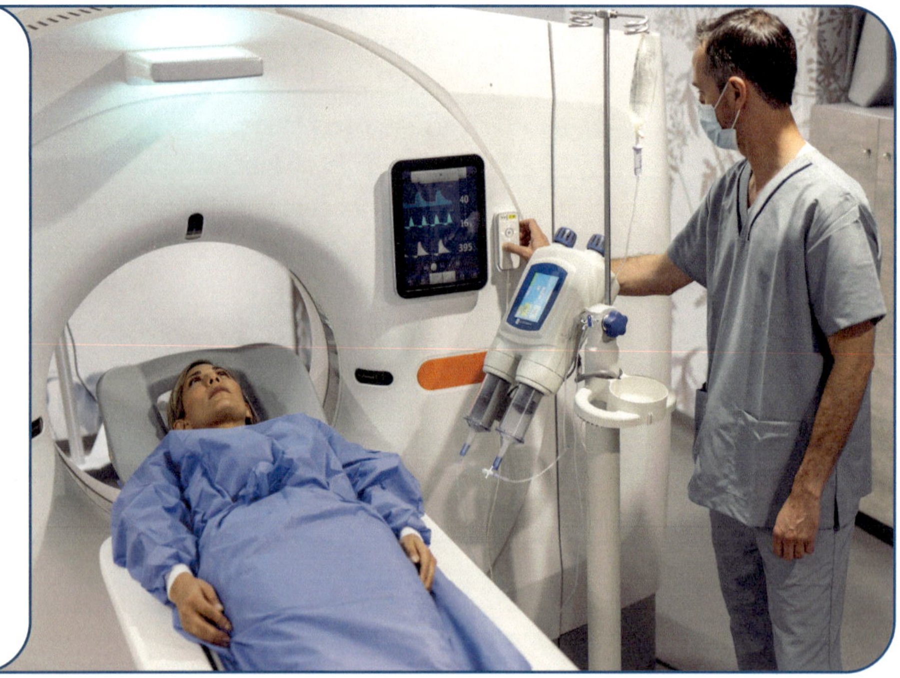

Imagerie d'autres zones

Le cancer du pancréas s'est souvent propagé à distance au moment où il est diagnostiqué. La propagation à distance du cancer est appelée cancer métastatique. Le stade 4 indique un cancer métastatique au moment du diagnostic. Si le protocole pancréatique n'a pas révélé de propagation à distance, vous pourrez effectuer d'autres examens d'imagerie :

- Une TDM avec contraste du thorax et du bassin lors de l'examen du pancréas ou ultérieurement
- Une IRM pour rechercher une propagation du cancer au foie si la TDM ne montre pas clairement la propagation
- La tomographie par émission de positons combinée à la tomodensitométrie (appelée TEP/TDM) n'est pas un test de routine mais peut être utile pour certaines personnes

Une TEP met en évidence les tissus de votre corps qui peuvent être cancéreux. Environ une heure avant l'examen, on vous injectera une substance radioactive appelée traceur. Les cellules cancéreuses absorbent plus de traceur que les cellules normales et apparaissent comme des points lumineux sur les images. Le traceur est éliminé de votre corps par les urines.

Un radiologue diagnosticien est un médecin expert dans l'identification des problèmes de santé par l'imagerie. Ce médecin examinera vos clichés, rédigera un rapport et discutera des résultats avec l'équipe pluridisciplinaire.

> "
>
> Ayant survécu 22 ans à un cancer du pancréas, je peux dire par expérience que si vous avez reçu un diagnostic vous donnant a priori peu d'espoir, il se peut que cela traduise les limites des médecins. Les progrès scientifiques durement réalisés grâce aux mains et aux cœurs bienfaisants d'innombrables médecins, infirmiers, scientifiques et techniciens rendent possibles des résultats certes miraculeux, mais de plus en plus fréquents. Il suffit d'aspirer à leur réalisation.»

Tests endoscopiques

Un endoscope est un appareil médical qui permet aux médecins de voir et de travailler à l'intérieur du corps. Il cause moins de traumatismes au corps que la chirurgie ouverte. Votre équipe soignante décidera si une stadification endoscopique est nécessaire, bien qu'elle ne soit pas couramment pratiquée.

Un endoscope est un appareil muni d'un long tube flexible. L'endoscopiste guidera le tube dans votre corps. À l'extrémité de l'appareil se trouvent une lumière, un appareil photo et parfois d'autres outils. L'endoscopiste visualise les images sur un écran.

Une **échographie endoscopique ou écho-endoscopie (EUS)** peut être réalisée pour confirmer l'endroit où la tumeur pancréatique s'est développée. Un tube endoscopique sera inséré dans votre bouche et guidé jusqu'à la première partie de l'intestin grêle appelée duodénum. La sonde à ultrasons de l'endoscope produit des images du pancréas et des structures voisines. Votre médecin recherchera des zones de croissance cancéreuse et pourra prélever des échantillons de tissus pour les analyser.

La **cholangiopancréatographie rétrograde endoscopique (CPRE)** est principalement utilisée pour traiter des problèmes de santé, tels qu'une obstruction des voies biliaires. Elle peut être utilisée pour rechercher des zones de croissance cancéreuse. La CPRE utilisée pour les soins de soutien est décrite au chapitre 3.

Une **laparoscopie** peut être pratiquée si votre équipe soignante suspecte un cancer métastatique mais que l'imagerie n'en a pas révélé. Tout d'abord, votre équipe soignante vous placera sous anesthésie générale pour vous plonger dans un état de sommeil. Ensuite, le chirurgien pratiquera de petites incisions dans l'abdomen. Par ces incisions, du gaz sera introduit dans votre abdomen pour une meilleure vue et un laparoscope sera inséré. Les endoscopes conçus pour la laparoscopie sont appelés laparoscopes. Le chirurgien recherchera des signes de cancer en dehors du pancréas. Des échantillons de tissus ou de liquides peuvent être prélevés et testés.

Échographie endoscopique

Chez certaines personnes, une échographie endoscopique / écho-endoscopie (EUS) peut aider à déterminer le stade du cancer du pancréas. L'EUS peut montrer où la tumeur s'est développée à l'intérieur et autour du pancréas. Vous devrez être à jeun car l'endoscope (illustration) sera guidé à travers votre bouche jusqu'à votre estomac. On vous donnera des médicaments pour vous aider à vous détendre ou à dormir pendant l'intervention. L'endoscope peut être équipé d'une aiguille creuse pour prélever des échantillons de biopsie.

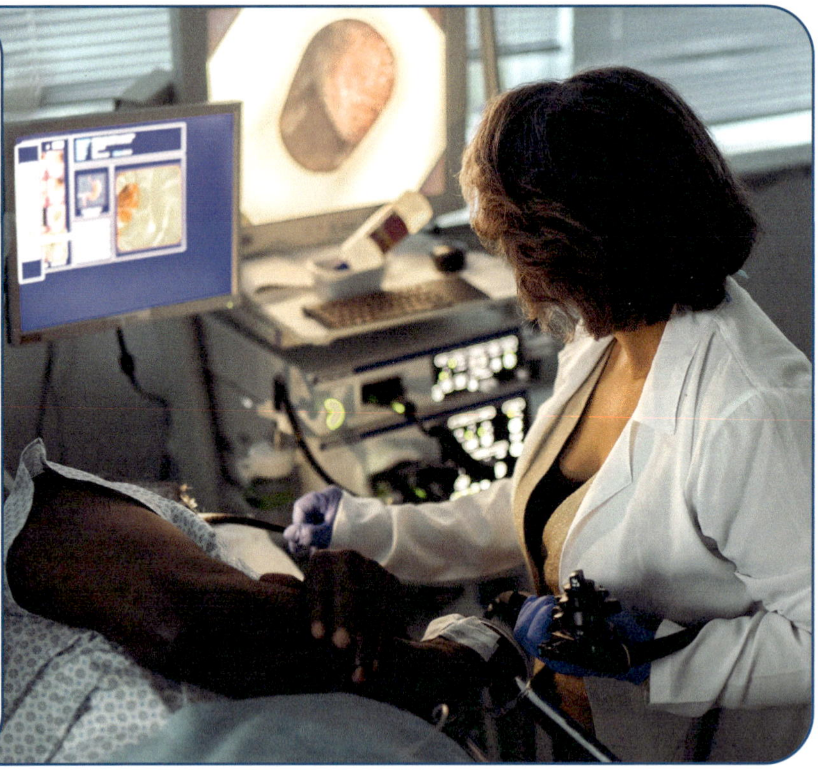

Biopsie

La biopsie est une procédure qui consiste à prélever des échantillons de tissus ou de liquide. Les échantillons sont envoyés à un laboratoire et examinés par un pathologiste à la recherche de cellules cancéreuses. C'est le seul moyen de confirmer (diagnostiquer) un cancer.

La biopsie n'est pas nécessaire pour tous les patients avant le traitement. Si vous subissez d'abord une opération, le diagnostic peut être confirmé le jour de l'opération, ce qui vous évitera une autre intervention complexe. D'autre part, une biopsie est nécessaire pour confirmer le diagnostic avant un traitement médicamenteux, tel que la chimiothérapie.

Types de biopsie

Le type de biopsie que vous recevrez dépend en partie de la localisation du cancer et du plan de traitement. La partie du corps susceptible d'être atteinte d'un cancer et de fournir le stade de cancer le plus élevé sera échantillonnée. Plusieurs échantillons doivent être prélevés pour le diagnostic ainsi que pour l'analyse des biomarqueurs.

La biopsie du cancer du pancréas est souvent réalisée à l'aide d'une aiguille. C'est ce qu'on appelle une biopsie à l'aiguille. La méthode privilégiée pour réaliser une biopsie à l'aiguille est l'EUS. Une **biopsie guidée par EUS** permet d'obtenir de meilleurs échantillons et présente moins de risques graves que les autres biopsies. Si vous subissez une CPRE, la biopsie guidée par EUS peut être effectuée avant la mise en place du stent (endoprothèse).

Une autre méthode pour réaliser une biopsie à l'aiguille consiste à traverser la peau. Cette méthode est généralement utilisée si votre équipe soupçonne que le cancer du pancréas s'est propagé au foie. Une TDM ou une échographie sera utilisée pour guider l'aiguille au bon endroit. La **biopsie guidée par imagerie** est la méthode privilégiée pour retirer de petits morceaux de tumeur.

Une deuxième biopsie peut être nécessaire

Si aucune cellule cancéreuse n'est trouvée, une deuxième biopsie sera probablement effectuée si votre équipe soignante pense qu'il y a un cancer. Il est possible de prélever du tissu d'une autre zone ou d'effectuer un autre type de biopsie. Vous devrez peut-être vous rendre dans un centre de cancérologie qui traite de nombreuses personnes atteintes d'un cancer du pancréas.

Un pathologiste est un médecin spécialisé dans l'analyse des cellules et des tissus pour le diagnostic du cancer. Ce médecin enregistre les résultats des tests de laboratoire utilisés pour le diagnostic dans un rapport de pathologie. Demandez à l'équipe soignante de vous remettre une copie du rapport et d'examiner les résultats avec vous. Prenez des notes et posez des questions.

Analyses de sang

Si le cancer métastatique n'a pas été détecté par l'imagerie, deux types d'analyses de sang seront effectués pour aider à la stadification du cancer. Des échantillons de sang seront prélevés à l'aide d'une aiguille placée dans votre veine. L'obstruction des voies biliaires peut affecter les résultats des tests, c'est pourquoi les échantillons de sang ne doivent être prélevés que lorsque les voies biliaires sont dégagées. La jaunisse est un symptôme d'obstruction de ces canaux.

Tests de la fonction hépatique

Les tests de la fonction hépatique mesurent les niveaux de protéines et d'enzymes fabriqués ou traités par le foie. Ils mesurent également une substance chimique appelée bilirubine qui rend la bile jaune. Des taux anormaux peuvent être causés par un cancer du pancréas qui bloque les voies biliaires ou se trouve dans le foie.

Marqueur CA 19-9

Les cellules cancéreuses du pancréas produisent une protéine appelée antigène glucidique 19-9 (CA 19-9). Le taux élevé de CA 19-9 dans le sang est un marqueur tumoral du cancer du pancréas ; cependant, le CA 19-9 ne peut pas être utilisé seul pour le diagnostic, et ce pour deux raisons :

- Des taux élevés peuvent être dus à d'autres problèmes de santé, notamment une obstruction des voies biliaires.
- Certaines personnes atteintes d'un cancer du pancréas présentent des taux normaux de CA 19-9.

En cas de cancer du pancréas, un taux élevé de CA 19-9 est souvent synonyme d'un stade de cancer avancé. Votre équipe soignante prendra en compte les niveaux de CA 19-9 lors de la planification du traitement. Ce test peut être répété après le traitement pour vérifier si les niveaux diminuent ou augmentent.

Tests de la fonction hépatique

Le foie est l'organe le plus volumineux. Il est situé sous la cage thoracique droite et au-dessus du pancréas. Les tests de la fonction hépatique mesurent les substances fabriquées ou traitées par le foie. Les tumeurs de la tête du pancréas peuvent bloquer le canal cholédoque, ce qui peut entraîner des résultats de test élevés. Un cancer du pancréas qui s'est propagé au foie peut également affecter les résultats des tests.

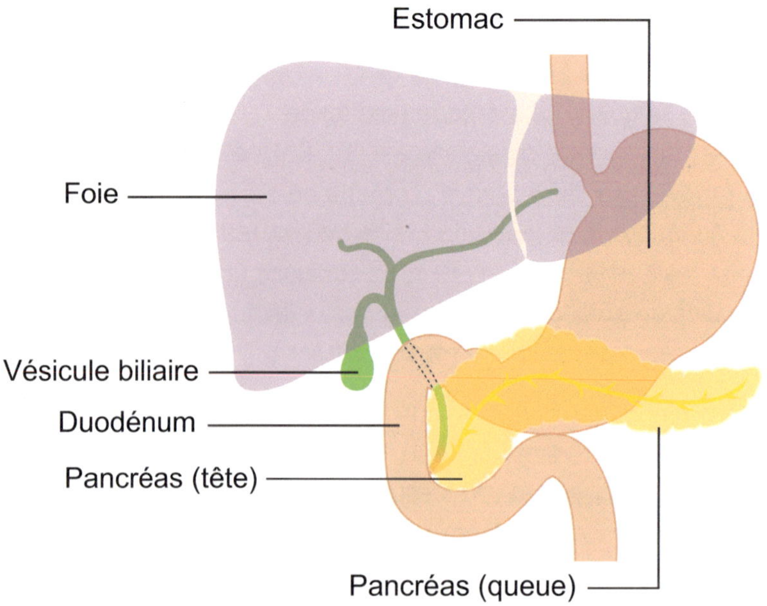

Crédit : commons.wikimedia.org/wiki/File:Diagram_showing_the_position_of_the_pancreas_CRUK_356.svg

Tests génétiques pour les mutations héréditaires

Certaines personnes atteintes d'un cancer du pancréas ont hérité d'un risque de cancer d'un parent biologique. Dans ce cas, le cancer est appelé cancer du pancréas héréditaire. Le risque de cancer a été transmis par des gènes anormaux appelés mutations germinales. Les gènes indiquent aux cellules comment construire votre corps et le faire fonctionner. Les mutations germinales sont présentes dans toutes les cellules du corps qui possèdent de l'ADN.

Les tests génétiques sont utilisés pour rechercher des mutations germinales. **Toutes les personnes atteintes d'un cancer du pancréas devraient effectuer des tests génétiques, utilisés pour la planification du traitement.** Un échantillon de sang ou de salive est testé. Pour une liste de mutations germinales liées au cancer du pancréas, voir le **Guide 2.**

Les tests génétiques recherchent mais ne trouvent pas de mutations germinales chez la plupart des personnes atteintes d'un cancer du pancréas. En effet, la plupart des personnes ne sont pas atteintes

Guide 2
Mutations génétiques héréditaires qui augmentent le risque de cancer du pancréas

Les mutations héréditaires de ces gènes augmentent le risque de cancer du pancréas	Quelle est la fonction de ce gène ou de ce groupe de gènes ?	Quels autres cancers sont liés à des mutations de ces gènes ?
ATM	Aide à réparer l'ADN endommagé et à tuer les cellules endommagées	Cancers du sein et de la vessie et mélanome
BRCA1, *BRCA2* (Breast Cancer = Cancer du sein)	Aide à réparer l'ADN endommagé	Cancers du sein, de l'ovaire, de la prostate, des voies biliaires et du côlon
CDKN2A	Aide à contrôler le nombre de nouvelles cellules produites	Cancers du sein, de la vessie, de la tête et du cou, du poumon et mélanome
MLH1, *MSH2*, *MSH6* et *PMS2* (connus sous le nom de gènes de réparation des mésappariements)	Aide à réparer l'ADN endommagé	Cancers du cerveau, du côlon, du canal cystique, des ovaires, du rectum, de l'estomac, de l'intestin grêle, des voies urinaires supérieures et de l'utérus
STK11	Aide à contrôler le nombre de nouvelles cellules produites	Cancers du sein, du colon, du poumon, de l'ovaire et du rectum
TP53	Aide à stopper la croissance cellulaire pour réparer l'ADN et aide à tuer les cellules endommagées	Cancers du sein, de la vessie, des voies biliaires, de la tête et du cou, du rein, du poumon, des ovaires et mélanome

du cancer du pancréas héréditaire. De plus, la cause génétique du cancer du pancréas héréditaire est inconnue dans la plupart des familles.

Parler à un conseiller en génétique peut être utile pour les personnes atteintes d'un cancer du pancréas qui ont soit :

- Une mutation germinale cancérigène ou
- Des antécédents familiaux de cancer, en particulier de cancer du pancréas.

Les conseillers en génétique peuvent aider à expliquer la signification des résultats des tests génétiques effectués. Vous pourriez apprendre que vous souffrez d'une maladie héréditaire. Vous pouvez discuter avec votre conseiller de la possibilité de communiquer les résultats de votre test à votre famille.

Les tests génétiques sont utiles pour la planification du traitement. Certains types de traitement sont efficaces pour certaines mutations héréditaires. Un exemple est le médicament olaparib (Lynparza) utilisé pour traiter le cancer du pancréas avec mutations germinales du gène *BRCA*.

Analyse des biomarqueurs pour le profilage

L'analyse des biomarqueurs recherchent des indices biologiques, ou marqueurs, du cancer qui diffèrent d'une personne à l'autre. Ces indices peuvent aider au diagnostic, comme le marqueur CA 19-9, et au traitement. L'analyse des biomarqueurs n'est pas la même chose que le test génétique qui évalue ce qu'une personne a hérité de ses parents biologiques.

Tous les cancers du pancréas ne sont pas identiques. L'analyse des biomarqueurs pour le cancer du pancréas fournit un profil moléculaire (des caractéristiques petites mais importantes) du cancer. Elle détecte les changements anormaux dans les gènes des cellules cancéreuses qui se sont produits au cours de votre vie. Certains des changements acquis sont énumérés dans le **Guide 3**.

Gènes et cancer

Les gènes sont de petits segments d'ADN qui indiquent aux cellules comment construire votre corps et le faire fonctionner. Certaines personnes naissent avec des modifications héréditaires des gènes appelées mutations germinales. Des gènes anormaux peuvent se développer au cours de la vie, notamment des mutations, des fusions et des amplifications génétiques. Les experts ont mis au point des traitements pour certains des gènes anormaux qui favorisent la croissance du cancer du pancréas.

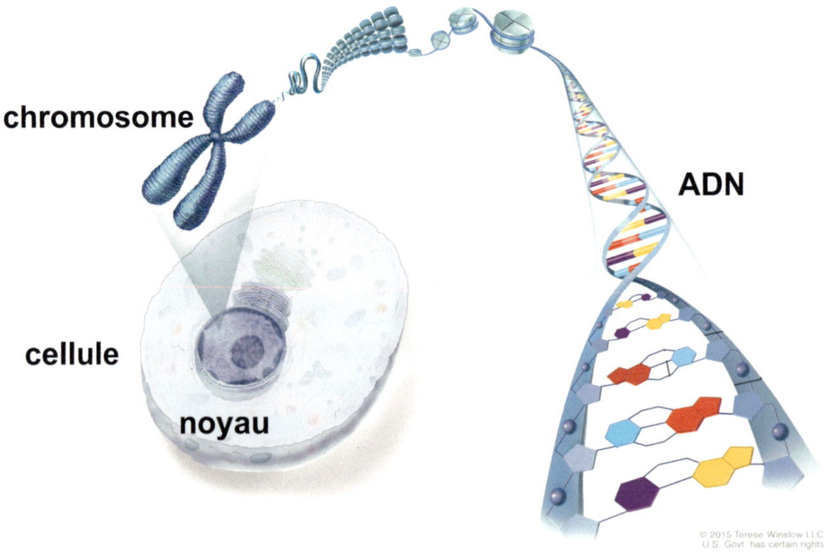

À l'heure actuelle, l'analyse des biomarqueurs moléculaires n'est effectuée que pour les cancers du pancréas avancés et métastatiques. Un échantillon de la tumeur est privilégié pour le test. Les fragments d'ADN des cellules cancéreuses se trouvant dans le sang, un prélèvement sanguin est également envisageable pour certaines personnes.

En raison des biomarqueurs moléculaires, un traitement bénéfique pour une personne peut ne pas l'être pour vous. Des exemples de traitements basés sur les biomarqueurs moléculaires sont énumérés dans le Guide 3. Le chapitre 6 explique qui peut recevoir ces traitements et à quel moment.

Guide 3
Profilage des biomarqueurs pour le cancer du pancréas avancé et métastatique

Type de marqueur	Méthode de test de laboratoire	Exemples de traitement du marqueur
Une **fusion** est la jonction d'un morceau de gène avec un morceau d'un autre gène	Séquençage de nouvelle génération	• Entrectinib (Rozlytrek) et larotrectinib (Vitrakvi) pour la fusion *NTRK* • Selpercatinib (Retevmo) pour la fusion *RET*
Une **mutation** est une modification de l'ADN d'un gène	Séquençage de nouvelle génération	• Dabrafenib (Tafinlar) et trametinib (Mekinist) en cas de mutation *BRAF* V600 • Rucaparib (Rubraca) pour les mutations *BRCA1*, *BRCA2* et *PALB2*
Une **amplification** est une copie supplémentaire d'un gène	Séquençage de nouvelle génération	• Le traitement des amplifications de *HER2* est utilisé pour traiter certains cancers mais doit être testé chez les personnes atteintes d'un cancer du pancréas
L'**instabilité des microsatellites** se produit lorsque des erreurs sont commises dans de petites parties de l'ADN lorsque celui-ci est copié pour former de nouvelles cellules	Séquençage de nouvelle génération	• Pembrolizumab (Keytruda) ; dostarlimab-gxly (Jemperli)
Le **déficit de réparation des mésappariements** est une incapacité à corriger l'instabilité des microsatellites en raison d'un système de réparation défectueux	Immunohistochimie	• Pembrolizumab (Keytruda) ; dostarlimab-gxly (Jemperli)
La **charge mutationnelle tumorale** est le nombre total de modifications de l'ADN dans les cellules cancéreuses	Séquençage de nouvelle génération	• Pembrolizumab (Keytruda) ; nivolumab (Opdivo) plus ipilimumab (Yervoy)

Points clés

- Une équipe d'experts chevronnés doit prendre en charge vos soins si un cancer du pancréas est suspecté ou diagnostiqué. Ils décideront des traitements qui vous conviennent.
- En cas de suspicion de cancer du pancréas, une TDM ou une IRM réalisée selon un protocole pancréatique permet d'identifier au mieux la présence d'une masse et son évolution. Des examens complémentaires d'imagerie et d'endoscopie peuvent être effectués pour aider à déterminer le stade du cancer.
- Des tests de la fonction hépatique et un test CA 19-9 sont nécessaires pour planifier le traitement.
- Une biopsie visant à prélever des échantillons de cellules pour effectuer des tests sur le cancer est nécessaire avant d'entamer un traitement médical, tel que la chimiothérapie. Si la chirurgie est votre premier traitement, un échantillon de biopsie peut être prélevé le jour de la chirurgie.
- Après le diagnostic, des tests génétiques seront effectués pour déterminer si vous avez un risque héréditaire de cancer du pancréas.
- L'analyse des biomarqueurs fournissent un profil moléculaire du cancer. Il existe des traitements pour certains marqueurs.

Nous voulons votre opinion !

Notre objectif est de fournir des informations utiles et faciles à comprendre sur le cancer.

Répondez à notre enquête pour nous indiquer nos points forts et ce que nous pourrions améliorer.

NCCN.org/patients/feedback

3

Soins de soutien

22 À propos des soins de soutien

22 Obstruction des voies biliaires

23 Estomac obstrué

24 Insuffisance pancréatique et diabète

24 Douleur

26 Caillots sanguins et saignements

28 Directives en matière de soins de soutien

29 Planification préalable des soins

30 Points clés

Les soins de soutien sont des soins oncologiques qui améliorent votre qualité de vie. L'un des principaux objectifs est de soulager les symptômes causés par le cancer ou son traitement. Les soins de soutien pour les personnes atteintes d'un cancer du pancréas doivent commencer le plus tôt possible.

À propos des soins de soutien

Les soins de soutien constituent une partie essentielle du traitement pour toutes les personnes atteintes d'un cancer du pancréas. Les personnes en fin de vie ne sont pas les seules à avoir besoin de soins palliatifs. De nombreuses personnes atteintes d'un cancer du pancréas ont besoin d'être soulagées de leurs symptômes dès le diagnostic.

Les soins de soutien sont parfois appelés soins palliatifs car le soulagement des symptômes est un objectif principal. Mais les soins de soutien répondent à de nombreux autres besoins. Vous pouvez obtenir de l'aide pour prendre des décisions en matière de traitement et pour coordonner les soins entre les différents prestataires de santé. Vous pouvez bénéficier d'un soutien émotionnel ou spirituel, d'une aide financière ou de consultations familiales.

Ce chapitre décrit certains des besoins spécifiques des personnes atteintes d'un cancer du pancréas. Le cancer du pancréas et son traitement entraînent souvent une mauvaise alimentation et d'autres problèmes de santé. Ce chapitre énumère également les ressources du NCCN concernant les soins de soutien. Informez votre équipe soignante de vos symptômes et de vos autres besoins afin d'obtenir les meilleurs soins de soutien.

Obstruction des voies biliaires

Un canal biliaire est une petite structure tubulaire qui évacue du foie un liquide appelé bile. Le canal cholédoque traverse la tête du pancréas où se développent la plupart des tumeurs pancréatiques. Les tumeurs du pancréas atteignent souvent une taille suffisante pour bloquer un canal biliaire.

Une obstruction des voies biliaires peut provoquer toute une série de symptômes. Vous pouvez ressentir des douleurs ou avoir de la fièvre. Les selles peuvent être plus claires et flotter. L'urine peut être foncée. Vos yeux et votre peau peuvent prendre une teinte jaune appelée jaunisse. La jaunisse de la peau peut provoquer des démangeaisons.

Il existe trois façons de traiter une obstruction des voies biliaires :

- La plus courante est la mise en place d'un petit tube extensible, appelé stent (endoprothèse), dans les voies biliaires au cours d'une procédure appelée cholangiopancréatographie rétrograde endoscopique (CPRE). La pose d'un stent ne sera pas effectuée si vous devez subir prochainement une intervention chirurgicale sur le pancréas.
- La bile peut être évacuée du canal par un long tube souple, appelé cathéter, jusqu'à une poche à l'extérieur du corps, puis éventuellement dans l'intestin.
- Une intervention chirurgicale appelée dérivation biliaire peut être pratiquée pour relier l'intestin grêle au canal cholédoque situé au-dessus du pancréas.

La méthode privilégiée pour débloquer une voie biliaire est l'insertion d'un stent au cours d'une CPRE. En général, il convient d'utiliser des stents métalliques plutôt que des stents en plastique. Parfois, il n'est pas possible de placer immédiatement un stent métallique, et un stent en plastique sera d'abord utilisé.

Les stents qui sont entièrement recouverts de matériau peuvent être retirés. Les stents partiellement couverts ou en métal nu doivent être utilisés si le cancer du pancréas a été confirmé par un pathologiste.

Estomac obstrué

Une tumeur pancréatique peut devenir suffisamment importante pour empêcher les aliments de sortir de l'estomac. L'obstruction peut se situer à l'endroit où l'estomac se connecte à l'intestin grêle, appelé jonction gastroduodénale ou pylore. Des obstructions peuvent également se produire dans la première partie de l'intestin grêle, appelée duodénum. Ces obstructions peuvent provoquer des douleurs, des vomissements et une perte de poids. Les traitements pour un estomac obstrué comprennent :

- Contournement de l'obstruction par une opération chirurgicale appelée gastrojéjunostomie, qui relie le bas de l'estomac au milieu de l'intestin grêle
- Ouverture de l'obstruction à l'aide d'un stent mis en place au cours d'une endoscopie
- Soulagement de la pression exercée sur l'estomac à l'aide d'une sonde de gastrostomie percutanée endoscopique (PEG) insérée dans l'estomac à travers la peau

En plus de la gastrojéjunostomie, vous pouvez être équipé(e) d'une sonde d'alimentation. Une sonde de PEG peut être utilisée comme sonde d'alimentation. Une sonde de jéjunostomie est également une sonde d'alimentation insérée à travers la peau dans l'intestin grêle.

Le cancer du pancréas peut rendre difficile l'ingestion ou la digestion des aliments. Le diététicien est un expert en nutrition et en alimentation. Il peut vous aider à avoir un apport nutritionnel suffisant.

Obstruction des voies biliaires

Une cholangiopancréatographie rétrograde endoscopique (CPRE) peut être utilisée pour ouvrir une voie biliaire obstruée. L'endoscopiste guide un tube endoscopique dans votre gorge jusqu'à l'intestin grêle. Une radiographie vidéo montre l'endoscope se déplaçant à l'intérieur de votre corps. Ensuite, le médecin insère un stent dans le canal obstrué.

Crédit : commons.wikimedia.org/wiki/File:Diagram_showing_an_endoscopic_retrograde_cholangio_pancreatography_(ERCP)_CRUK_097.svg

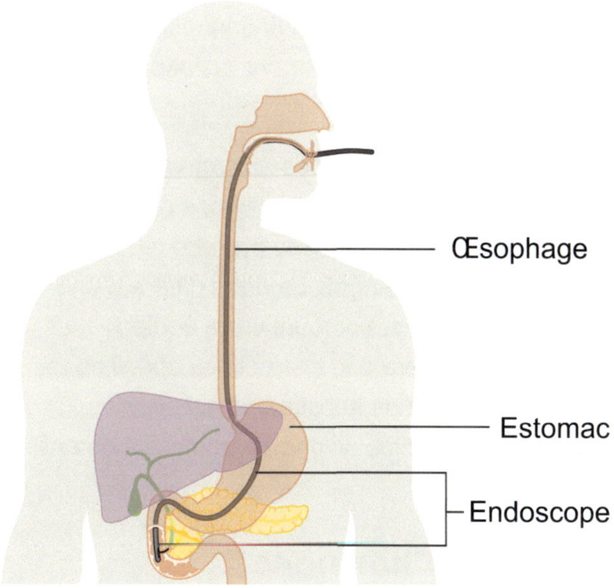

Insuffisance pancréatique et diabète

Le pancréas produit deux types de substances chimiques : des enzymes et des hormones. Les enzymes décomposent les protéines, les graisses, les sucres et les amidons contenus dans les aliments. Les hormones contrôlent le taux de sucre dans le sang. Les personnes atteintes d'un cancer du pancréas peuvent présenter des niveaux anormaux de ces substances chimiques.

Faible taux d'enzymes pancréatiques

Le cancer du pancréas ou son traitement peut entraîner une diminution de la production d'enzymes par le pancréas. C'est ce qu'on appelle l'insuffisance pancréatique exocrine (IPE). De nombreuses personnes souffrent d'IPE après avoir subi une intervention chirurgicale visant à retirer le cancer du pancréas.

Vous pouvez avoir des difficultés à digérer les aliments si vous ne disposez pas de suffisamment d'enzymes pancréatiques. Les symptômes comprennent des crampes d'estomac, des gaz, une perte de poids et une carence nutritionnelle. Les selles peuvent être particulièrement malodorantes, de couleur claire et flottantes.

Le traitement de substitution des enzymes pancréatiques vous apporte les enzymes digestives qui vous font défaut. Vous devrez prendre plusieurs gélules lorsque vous mangez. La dose diffère d'une personne à l'autre, c'est pourquoi votre équipe soignante vous donnera des instructions spécifiques. Si le coût de l'enzyme de substitution est élevé, demandez à votre équipe soignante comment obtenir une aide financière.

Faible taux d'hormones pancréatiques

L'insuline et le glucagon sont des hormones pancréatiques qui contrôlent la glycémie. Les personnes atteintes d'un cancer du pancréas peuvent ne pas avoir suffisamment de ces hormones. Il peut en résulter des taux anormaux de sucre dans le sang.

Les causes d'une glycémie anormale chez les personnes atteintes d'un cancer du pancréas sont les suivantes :

- Sans lien avec le cancer, le pancréas a cessé de produire de l'insuline (diabète de type 1)
- Sans lien avec le cancer, le pancréas ne produit pas plus d'insuline pour débloquer les cellules qui y sont résistantes (diabète de type 2)
- Le cancer du pancréas peut empêcher les cellules pancréatiques de produire des hormones (diabète de type 3c)
- La chirurgie qui consiste à enlever une partie ou la totalité du pancréas réduit la quantité d'hormones produites par le pancréas (diabète de type 3c)

Le cancer du pancréas peut modifier la prise en charge du diabète. Demandez à votre équipe soignante quel est le meilleur traitement pour vous. Chaque type de diabète est différent et traité différemment.

Douleur

La plupart des personnes atteintes d'un cancer du pancréas avancé souffrent de douleurs liées au cancer. Une grosse tumeur peut provoquer une douleur en appuyant sur les organes voisins. Le cancer du pancréas peut également se propager aux nerfs avoisinants et provoquer des douleurs intenses. La douleur est le plus souvent ressentie dans la région du ventre (abdomen) ou au milieu du dos.

Il existe de nombreuses façons de gérer la douleur. Votre équipe soignante élaborera un plan personnalisé. Il peut être utile de travailler avec un spécialiste des soins palliatifs ou un spécialiste de la douleur peu de temps après le diagnostic du cancer. La douleur due au cancer du pancréas peut être prise en charge avec :

- Des médicaments contre la douleur à base d'opioïdes administrés 24 heures sur 24, car cela est plus efficace que la prise ponctuelle en fonction des besoins
- Une injection d'un bloc nerveux dans un réseau nerveux appelé plexus cœliaque au cours d'une échographie endoscopique (Neurolyse du plexus cœliaque guidée par EUS) ou à travers la peau guidée par imagerie

Si l'analgésique ne contrôle pas bien la douleur ou a des effets indésirables gênants, il existe trois autres options :

- Ultrasons focalisés de haute intensité
- Radiothérapie de la tumeur avec ou sans chimiothérapie si elle ne fait pas partie du traitement de votre cancer
- Pompe à perfusion pour injection d'analgésique directement dans la moelle épinière (administration de médicaments contre la douleur par voie intrathécale)

« L'ajout de thérapies alternatives aux traitements conventionnels du cancer présente de nombreux avantages. Par exemple, la massothérapie et l'acupuncture peuvent aider à soulager la douleur et l'anxiété. La méditation, le yoga et d'autres exercices permettent d'établir un lien entre le corps et l'esprit. L'utilisation de ces traitements complémentaires pour atténuer les effets indésirables peut faire la différence entre tolérer le traitement et se sentir plus fort. N'hésitez pas à consulter votre médecin lorsque vous choisissez des traitements alternatifs.»

Un spécialiste des soins palliatifs a reçu une formation spécifique pour vous apporter un soutien supplémentaire. Ses soins sont axés sur le soulagement des symptômes et la réduction du stress. Un spécialiste des soins palliatifs peut être un médecin, un infirmier ou un autre type de prestataire de soins. Certains centres de cancérologie disposent de programmes de soins palliatifs.

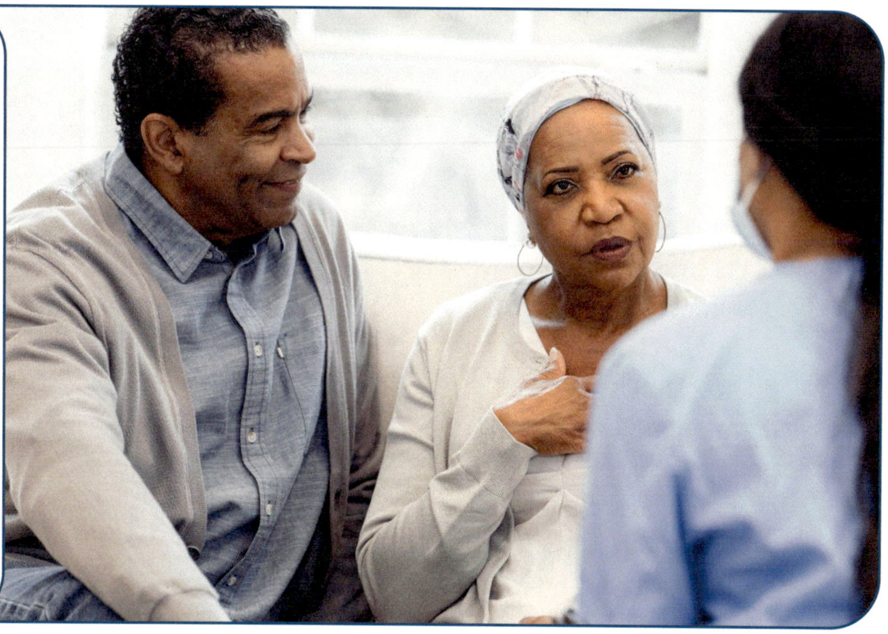

Caillots sanguins et saignements

Le cancer du pancréas peut provoquer un épaississement du sang et la formation de caillots sanguins. Un caillot sanguin est un amas de sang gélatineux. Le cancer du pancréas peut également provoquer des saignements dans le tube digestif. Votre équipe soignante sera à l'affût des symptômes liés à ces effets du cancer.

Maladie thromboembolique

Normalement, les caillots sanguins se forment pour arrêter les saignements et se dissolvent ensuite. Mais un caillot sanguin peut se former à l'intérieur d'un vaisseau sanguin en l'absence de saignement. Ce type de caillot est appelé thrombus. Les caillots sanguins détachés qui se déplacent dans la circulation sanguine sont appelés emboles.

Le cancer du pancréas augmente le risque de formation de caillots sanguins (maladie thromboembolique). Lorsque les caillots sanguins se développent, ils peuvent bloquer suffisamment le flux sanguin pour provoquer des symptômes. Les caillots sanguins non traités peuvent entraîner des problèmes à long terme ou être mortels.

Signes avant-coureurs des caillots sanguins

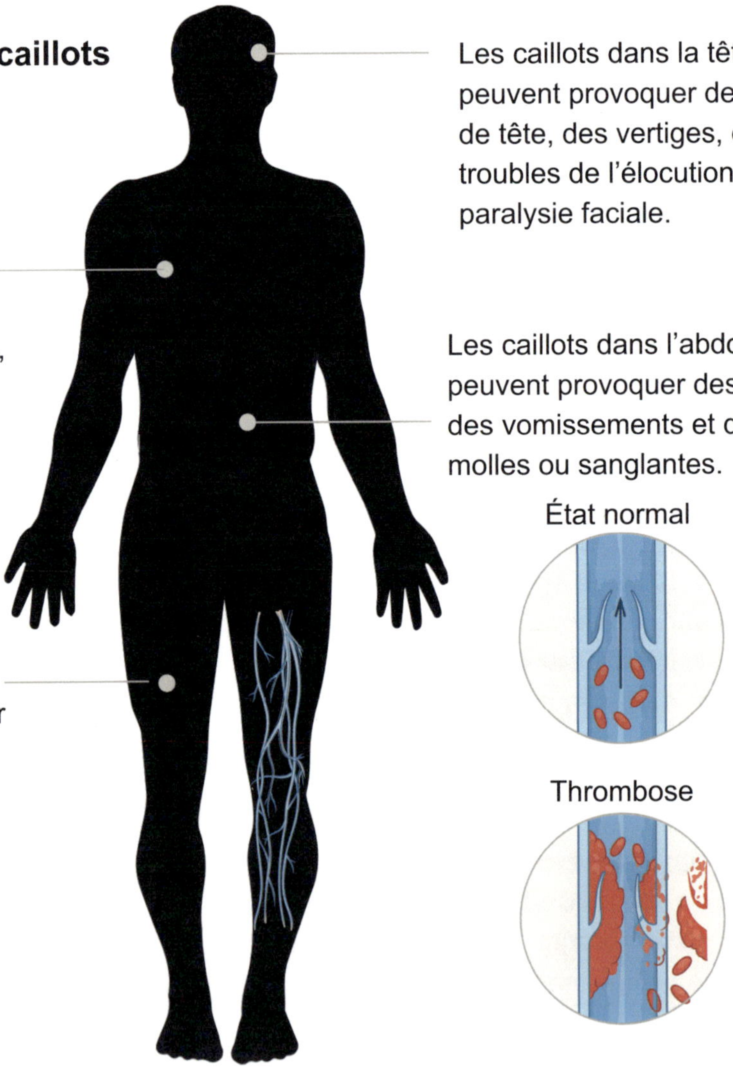

Les caillots dans la tête peuvent provoquer des maux de tête, des vertiges, des troubles de l'élocution et une paralysie faciale.

Les caillots dans la poitrine peuvent provoquer des sueurs, des problèmes respiratoires et de la toux.

Les caillots dans l'abdomen peuvent provoquer des nausées, des vomissements et des selles molles ou sanglantes.

Les caillots dans les jambes et les bras peuvent provoquer une sensation de lourdeur, de froid, d'engourdissement ou de picotement dans un membre. Le membre peut gonfler, être sujet aux crampes ou s'affaiblir. La peau peut prendre une couleur bleuâtre ou rouge.

De nombreux caillots sanguins sont traités en toute sécurité par des médicaments appelés anticoagulants. Les anticoagulants sont souvent appelés fluidifiants sanguins, bien qu'ils ne fluidifient pas le sang. Ils diminuent plutôt la capacité de coagulation du sang. Les anticoagulants pour les caillots sanguins incluent :

- Héparine de bas poids moléculaire (HBPM) – Ce médicament renforce l'effet d'un anticoagulant naturel de votre corps. Il est injecté dans la peau et peut être pris à domicile.
- Anti-vitamine K – Parmi ces médicaments, la warfarine (Coumadin, Jantoven) est le plus souvent utilisée. Il s'agit d'une pilule à prendre à domicile. La warfarine empêche le foie d'utiliser la vitamine K, nécessaire à la fabrication des protéines de coagulation. L'HBPM est préférable à la warfarine pour le traitement.
- Anticoagulants oraux directs – Ces pilules désactivent les protéines qui aident le sang à coaguler. Un anticoagulant oral direct peut être utilisé si la tumeur pancréatique ne se développe pas dans l'estomac ou l'intestin.

Les anticoagulants augmentent le risque de saignements en raison du ralentissement du temps de coagulation. Le risque est encore plus élevé en cas de prise d'aspirine. Vous pouvez marquer facilement (bleus) ou saigner du nez lorsque vous prenez des anticoagulants. Votre médecin peut vous demander d'arrêter de prendre de l'aspirine si vous utilisez un anticoagulant.

Saignements dans le tube digestif

Des saignements peuvent survenir dans le tube digestif en raison d'ulcères liés au cancer ou d'une pression sanguine élevée dans la veine du foie. En cas de saignements, vous pouvez avoir des selles sanglantes ou vomir du sang. Il existe trois traitements pour les saignements :

- Traitement appliqué lors d'une endoscopie
- Traitement par radiothérapie si vous n'avez pas eu de radiothérapie dans cette zone
- Occlusion d'un vaisseau sanguin (embolisation) qui saigne à l'aide de matériaux insérés dans un long tube cathéter visible sous radiographie (angiographie)

“

En tant qu'ancienne aidante, le meilleur conseil que je puisse donner est de ne pas abandonner. Ne perdez pas espoir, n'abandonnez pas les tâches qui vous attendent et ne vous abandonnez pas vous-même ou votre proche. Que vous soyez aidant depuis des mois ou des années, vous savez combien la tâche est parfois pesante ; certains jours, vous avez l'impression de mener une lutte acharnée. Cependant, ce que vous faites est important, à chaque instant. Prendre soin de ma mère dans ses dernières années est une expérience que je n'échangerais pour rien au monde. Mais pendant ces années, j'ai dû me rappeler chaque jour de ne pas abandonner. C'est plus facile à dire qu'à faire, mais j'encourage toutes les personnes qui s'occupent d'un proche aujourd'hui à essayer de faire de même.»

Directives en matière de soins de soutien

La bibliothèque des NCCN Guidelines for Patients contient des ouvrages sur les soins de soutien. Ces ouvrages se concentrent sur les effets physiques et émotionnels courants de nombreux cancers et de leurs traitements. Le NCCN propose des ouvrages sur les thèmes suivants :

Détresse psychologique

Toutes les personnes atteintes d'un cancer ressentent un jour ou l'autre une certaine détresse. Les sentiments d'inquiétude, de tristesse, d'impuissance ou de colère sont tout à fait normaux. La détresse peut devenir grave et affecter votre mode de vie. Pour en savoir plus sur la gestion de la détresse rendez-vous sur NCCN.org/patientguidelines et sur l'application NCCN Patient Guides for Cancer.

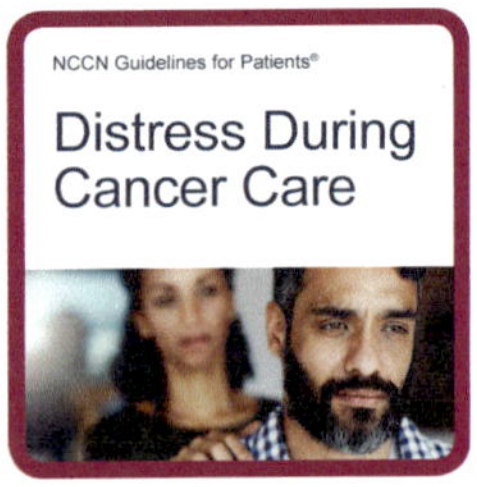

Effets indésirables de l'immunothérapie

L'immunothérapie est un nouveau traitement du cancer qui est utilisé pour certains cancers du pancréas. Un type d'immunothérapie appelé inhibiteurs de points de contrôle immunitaire peut amener vos cellules immunitaires à attaquer vos cellules saines. Les effets indésirables liés au système immunitaire peuvent survenir pendant ou après le traitement. Pour en savoir plus sur les effets indésirables liés au système immunitaire rendez-vous sur NCCN.org/patientguidelines et sur l'application NCCN Patient Guides for Cancer.

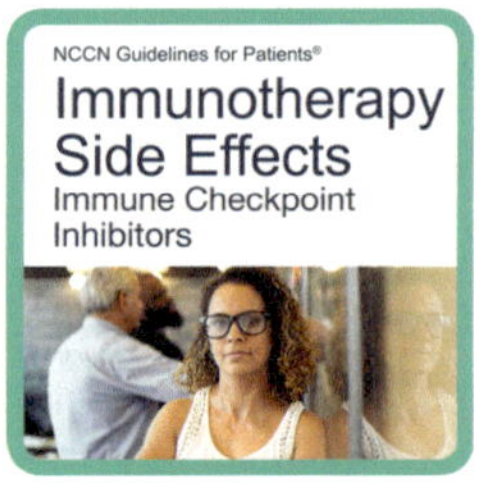

Effets de la chimiothérapie et de la radiothérapie

La chimiothérapie et la radiothérapie sont des traitements du cancer qui existent depuis longtemps. La chimiothérapie provoque des effets indésirables parce qu'elle tue les cellules normales à croissance rapide ainsi que les cellules cancéreuses. De même, la radiothérapie peut provoquer des effets indésirables en affectant les cellules normales à croissance rapide situées dans les faisceaux de rayonnement.

Nausées et vomissements

La chimiothérapie et la radiothérapie peuvent toutes deux provoquer des nausées et des vomissements. La nausée correspond à une envie de vomir. Vomir, c'est rejeter par la bouche ce qui se trouve dans l'estomac de manière spasmodique. Apprenez à prévenir et à prendre en charge les nausées et les vomissements sur NCCN.org/patientguidelines et sur l'application NCCN Patient Guides for Cancer.

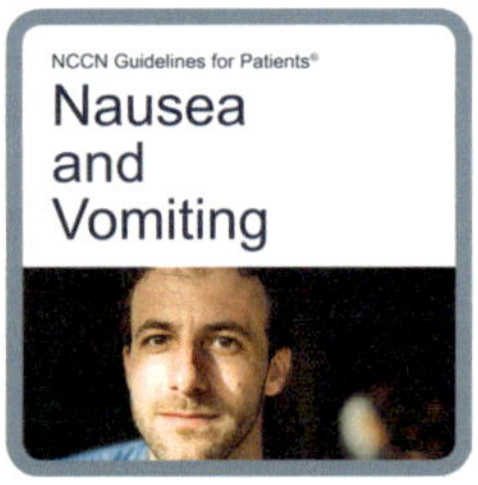

Anémie et neutropénie

La chimiothérapie entraîne souvent une baisse des globules rouges et blancs. Vous êtes plus susceptible de contracter des infections lorsque le nombre de globules blancs est faible (neutropénie). Un faible nombre de globules rouges (anémie) peut entraîner une fatigue importante.

Pour en savoir plus sur les traitements de la diminution du nombre de cellules sanguines rendez-vous sur NCCN.org/patientguidelines et sur l'application NCCN Patient Guides for Cancer.

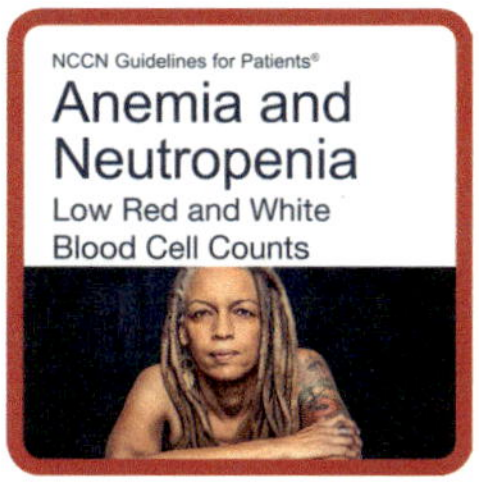

Effets tardifs et à long terme

Le cancer et son traitement peuvent avoir des effets à long terme et tardifs. Les effets à long terme commencent pendant le traitement et persistent après la fin du traitement. Plus rarement, les effets se manifestent longtemps après la fin du traitement. Les effets tardifs et à long terme comprennent la fatigue, les troubles du sommeil, la douleur et la dépression. Pour en savoir plus sur le traitement de ces effets rendez-vous sur NCCN.org/patientguidelines et sur l'application NCCN Patient Guides for Cancer.

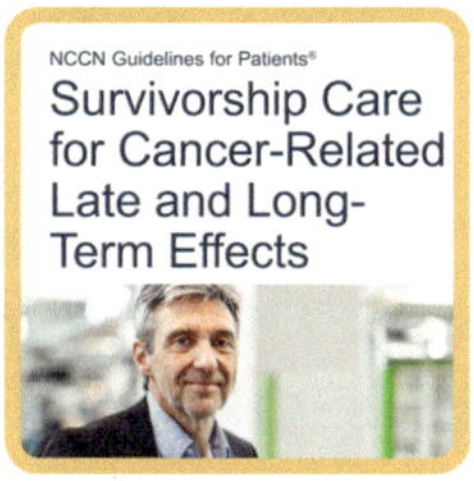

Planification préalable des soins

Lorsqu'un cancer est diagnostiqué, il convient de réfléchir à ce qui nous attend. L'identification des soins de santé qui sont importants pour vous s'appelle la planification préalable des soins. La planification préalable des soins s'adresse à tout le monde, et pas seulement aux personnes très malades.

La planification préalable des soins consiste à prendre des décisions médicales au cas où vous ne seriez plus en mesure de le faire. C'est un moyen de s'assurer que vos souhaits sont compris et respectés. Il est important que vous receviez les soins que vous voulez et que vous évitiez les soins que vous ne souhaitez pas recevoir. La mise en place d'un plan préalable des soins dès à présent réduira le stress à l'avenir.

Le processus de planification commence par une discussion franche avec votre équipe soignante. Posez des questions sur l'évolution probable du cancer, ce que l'on appelle le pronostic. Le fait d'avoir une idée générale facilitera la planification. Renseignez-vous sur les options de soins qui soulagent les symptômes et vous donnent la meilleure qualité de vie possible. Invitez votre famille proche et vos amis à participer à la planification préalable de vos soins. Ils doivent connaître vos souhaits.

Lorsque vous serez prêt(e) à prendre des décisions, vous remplirez un document juridique expliquant vos souhaits en matière de soins de santé. Ce document est appelé directive anticipée. Les prestataires de soins de santé suivent une directive anticipée lorsque vous ne pouvez pas communiquer vos souhaits.

Remettez une copie de votre directive anticipée à votre équipe soignante. Remettez également une copie à toute personne que vous avez autorisée à prendre des décisions en votre nom.

Vous pouvez modifier votre plan préalable des soins à tout moment. Des conversations fréquentes avec votre équipe soignante peuvent vous aider. Si vous apportez des modifications, remettez à tout le monde la nouvelle directive anticipée.

Points clés

- Les soins de soutien ne sont pas un traitement du cancer. Il s'agit de soins oncologiques qui améliorent la qualité de vie. Commencer tôt les soins de soutien peut être utile, en particulier pour soulager les symptômes.
- Le cancer du pancréas atteint souvent une taille suffisante pour bloquer un canal biliaire ou l'estomac. De petits tubes appelés stents peuvent être utilisés pour débloquer l'obstruction. La chirurgie pour contourner l'obstruction est une autre option.
- Vous pouvez avoir des difficultés à digérer les aliments en raison d'un faible taux d'enzymes digestives. Le traitement de substitution des enzymes pancréatiques vous apporte les enzymes digestives dont vous avez besoin. Un diététicien agréé peut également vous aider à avoir un apport nutritionnel suffisant.
- Les personnes atteintes d'un cancer du pancréas souffrent souvent de diabète. La cause du diabète varie d'une personne à l'autre et peut influencer la façon dont le diabète est pris en charge.
- Le cancer du pancréas peut provoquer des douleurs lorsqu'il s'appuie sur d'autres organes ou se propage aux nerfs. La douleur peut d'abord être traitée par des médicaments, un bloc nerveux ou les deux. Les options suivantes sont l'ultrasonothérapie, la radiothérapie palliative et une pompe à perfusion contre la douleur.
- Le cancer du pancréas augmente le risque de caillots sanguins, traités par des médicaments appelés anticoagulants. Le cancer du pancréas provoque très rarement des saignements dans le tube digestif. Les saignements peuvent être stoppés par un traitement local, des radiations ou une occlusion du vaisseau sanguin.
- La bibliothèque des NCCN Guidelines for Patients contient des ouvrages sur les soins de soutien. Ces ouvrages se concentrent sur les effets courants du cancer et de son traitement, tels que la détresse, les nausées et les vomissements, le manque de sommeil et la fatigue.
- La planification préalable des soins vise à s'assurer que vos souhaits en matière de soins de santé sont compris et respectés.
- Une directive anticipée est un document légal indiquant vos souhaits que l'équipe soignante doit respecter si votre état de santé ne vous permet pas de vous exprimer.

4

Essais cliniques

32 À propos des essais cliniques

32 Phases des essais cliniques

32 Participation à un essai

33 Questions fréquemment posées

33 Points clés

Les progrès dans le traitement du cancer du pancréas ont été rendus possibles grâce aux essais cliniques. Pourtant, de meilleurs traitements sont encore nécessaires. Lisez ce chapitre pour savoir ce que sont les essais cliniques et comment ils peuvent vous aider.

À propos des essais cliniques

Un essai clinique est un type d'étude de recherche médicale. Après avoir été développées et testées en laboratoire, les nouvelles méthodes potentielles de lutte contre le cancer doivent être étudiées sur des patients. S'il s'avère sûr et efficace lors d'un essai clinique, un médicament, un dispositif ou une approche thérapeutique peut être approuvé par le secrétariat des États-Unis aux produits alimentaires et pharmaceutiques, la Food and Drug Administration (FDA).

Toute personne atteinte d'un cancer doit examiner attentivement toutes les options de traitement disponibles pour son type de cancer, y compris les traitements standard et les essais cliniques. Demandez à votre médecin si un essai clinique peut être utile dans votre cas.

Phases des essais cliniques

La plupart des essais cliniques sur le cancer sont axés sur le traitement. Les essais de traitement se déroulent en plusieurs phases.

Les essais de **phase I** étudient la dose, l'innocuité et les effets indésirables d'un médicament expérimental ou d'une approche thérapeutique. Ils recherchent également les premiers signes indiquant que le médicament ou l'approche est utile.

Les **essais de phase II** étudient l'efficacité du médicament ou de l'approche contre un type spécifique de cancer.

Les essais de **phase III** testent le médicament ou l'approche par rapport à un traitement standard. Si les résultats sont bons, il peut être approuvé par la FDA.

Les essais de **phase IV** étudient l'innocuité et les bénéfices à long terme d'un traitement approuvé par la FDA.

Participation à un essai

Chaque essai clinique comporte des règles d'admission, appelées critères d'éligibilité. Ces règles peuvent porter sur l'âge, le type et le stade du cancer, les antécédents de traitement ou l'état de santé général. Ces exigences permettent de s'assurer que les participants sont semblables sur certains points et que l'essai est aussi sûr que possible pour les participants.

Consentement éclairé

Les essais cliniques sont gérés par un groupe d'experts appelé équipe de recherche. L'équipe de recherche examine avec vous les détails de l'étude, y compris son objectif et les risques et avantages de votre participation. Toutes ces informations sont également fournies dans un formulaire de consentement éclairé. Lisez attentivement le formulaire et posez des questions avant de le signer. Prenez le temps d'en discuter avec votre famille, vos amis ou d'autres personnes de confiance. N'oubliez pas que vous pouvez quitter l'essai clinique et chercher un traitement en dehors de celui-ci à tout moment.

Lancez le sujet

N'attendez pas que votre médecin vous parle des essais cliniques. Lancez le sujet et renseignez-vous sur toutes les options de traitement. Si vous trouvez une étude à laquelle vous pourriez être éligible, demandez à votre équipe thérapeutique si vous remplissez les conditions requises. Si vous avez déjà commencé un traitement standard, il se peut que vous ne soyez pas éligible à certains essais cliniques. Essayez de ne pas vous décourager si vous ne pouvez pas y participer. De nouveaux essais cliniques sont disponibles régulièrement.

Questions fréquemment posées

Les essais cliniques font l'objet de nombreux mythes et idées reçues. De nombreuses personnes atteintes de cancer ne comprennent pas bien les avantages et les risques.

Vais-je recevoir un placebo ?

Les placebos (versions inactives de vrais médicaments) ne sont presque jamais utilisés seuls dans les essais cliniques sur le cancer. Il est courant de recevoir soit un placebo avec un traitement standard, soit un nouveau médicament avec un traitement standard. Si un placebo fait partie d'un essai clinique, vous en serez informé(e), verbalement et par écrit, avant votre participation.

Les essais cliniques sont-ils gratuits ?

La participation à un essai clinique est gratuite. Le promoteur de l'étude paie les coûts liés à la recherche, y compris le médicament à l'étude. Vous pouvez cependant avoir des coûts indirectement liés à l'essai, comme le coût du transport ou de la garde des enfants en raison de rendez-vous supplémentaires. Pendant l'essai, vous continuerez à recevoir les soins anticancéreux habituels. Ces soins sont facturés et souvent couverts par l'assurance maladie. Vous êtes responsable du ticket modérateur et de tous les coûts de ces soins qui ne sont pas couverts par votre assurance.

Points clés

- Un essai clinique teste de nouveaux moyens de lutter contre le cancer.
- Les essais de nouveaux médicaments ou de nouvelles procédures se déroulent en quatre phases. Après les trois premières phases, le nouveau traitement peut devenir la norme des soins de demain.
- Tout le monde ne peut pas participer à un essai clinique. Vous devez répondre aux critères d'inclusion de l'étude.
- Le formulaire de consentement explique tous les détails de l'essai clinique. Prenez le temps de lire le formulaire. Posez des questions si vous ne comprenez pas.
- Soyez votre propre défenseur. Demandez à votre équipe soignante s'il existe des essais cliniques qui vous conviennent.
- Renseignez-vous sur la réalité des essais cliniques. De nombreuses informations erronées circulent à leur sujet. Posez des questions à votre équipe soignante.

Trouver un essai clinique

Aux États-Unis

Centres de lutte contre le cancer du NCCN
NCCN.org/cancercenters

The National Cancer Institute (NCI)
cancer.gov/about-cancer/treatment/clinical-trials/search

Hors États-Unis

The U.S. National Library of Medicine (NLM)
clinicaltrials.gov

Besoin d'aide pour trouver un essai clinique ?

Service d'information sur le cancer (CIS) du NCI
+1.800.4.CANCER (+1.800.422.6237)
cancer.gov/contact

5

Traitement par chirurgie

35 Prendre la décision d'opérer

38 Arrêter la croissance du cancer avant la chirurgie

41 Chirurgie du pancréas

43 Décisions lors de l'opération

44 Combattre le cancer après la chirurgie

45 Soins de suivi

46 Quand le cancer revient

47 Points clés

La chirurgie est le seul traitement actuel susceptible de guérir le cancer du pancréas. Grâce aux progrès de la médecine, les personnes atteintes d'un cancer du pancréas sont plus nombreuses que par le passé à subir une intervention chirurgicale. Lisez ce chapitre pour savoir comment les équipes soignantes décident pour qui la chirurgie est sans danger et bénéfique.

Prendre la décision d'opérer

La chirurgie peut être une option si les examens ne révèlent pas de signes clairs de propagation du cancer à distance. La propagation à distance est appelée métastases ou stade 4. Si le cancer n'est pas au stade 4, votre équipe soignante décidera si la chirurgie est une option. Ils discuteront de vos antécédents médicaux et des résultats des tests, tels que le marqueur tumoral CA 19-9 et l'imagerie. L'équipe examinera deux facteurs clés :

- Votre bien-être physique, qui est mesuré par l'indice de performance
- Le degré de contact du cancer avec les vaisseaux sanguins avoisinants

Indice de performance

L'indice de performance est votre capacité à effectuer les activités quotidiennes. Le cancer et d'autres maladies peuvent limiter ce que vous pouvez faire. Le cancer du pancréas à un stade précoce n'a souvent pas d'incidence sur l'indice de performance (stades 1 et 2), mais les stades avancés peuvent en avoir (stades 3 et 4). Si votre indice de performance est limité, certains traitements anticancéreux peuvent entraîner de graves problèmes de santé.

"

On m'a diagnostiqué un cancer du pancréas en 2012.

Je me suis dit : « Pourquoi moi ? » J'ai attendu la réponse pendant 15 secondes, puis j'ai demandé : « Quel est le plan ? Quand commençons-nous ? Que dois-je faire ? »

J'ai subi une intervention de Whipple, puis nous avons essayé une nouvelle technique appelée biopsie liquide, qui a orienté mes oncologues vers un traitement qui m'a sauvé la vie.

Après 7 ans de survie, le Canopy Cancer Collective m'a appelé pour me demander de faire partie de son conseil consultatif des patients, et nous avons pu créer un groupe de soutien virtuel entre pairs pour les patients atteints d'un cancer du pancréas.

Tout ce que j'ai vécu m'a conduit à cette opportunité d'aider les autres. Le commentaire que j'entends le plus fréquemment : « Je ne savais pas que quelqu'un avait survécu au cancer du pancréas. Aujourd'hui, j'ai de l'espoir. Je ne me sens plus seul ».

L'indice de performance de l'Eastern Cooperative Oncology Group (ECOG) est un système de notation courant. Il se compose de cinq scores allant de 0 à 4. Les scores les plus bas correspondent à une meilleure capacité à prendre soin de soi.

Croissance du cancer vers les vaisseaux sanguins

Les objectifs de la chirurgie sont d'enlever le cancer en toute sécurité afin de prolonger la vie et d'améliorer la qualité de vie. Ces objectifs peuvent être atteints si le cancer ne s'est pas beaucoup développé en dehors du pancréas. Les cancers du pancréas de grande taille sont plus difficiles, voire impossibles à éliminer. Le plus souvent, un cancer du pancréas localisé ne peut être enlevé en raison d'une croissance importante vers les vaisseaux sanguins avoisinants.

Ces dernières années, les progrès de la médecine ont permis de traiter un plus grand nombre de cancers locaux à l'aide de la chirurgie. L'imagerie améliorée montre plus clairement où le cancer s'est développé. Les nouvelles approches chirurgicales permettent d'enlever des cancers qui ne pouvaient pas être enlevés auparavant. Un traitement qui réduit la taille du cancer peut permettre une intervention chirurgicale.

Le NCCN suit les progrès de la médecine et met à jour les critères relatifs à la chirurgie. Actuellement, l'intervention chirurgicale est pratiquée en fonction de la propagation du cancer aux vaisseaux sanguins avoisinants et du type de vaisseaux sanguins concernés.

Sur la base de ces informations, les cancers du pancréas sont divisés en trois groupes de chirurgie :

Principaux vaisseaux sanguins à proximité du pancréas

Plusieurs vaisseaux sanguins importants se trouvent à proximité du pancréas (voir illustration). Le traitement du cancer du pancréas par la chirurgie dépend de la propagation du cancer vers les vaisseaux sanguins avoisinants. Les artères transportent le sang loin du cœur et les veines ramènent le sang au cœur. La chirurgie est plus souvent pratiquée lorsque le cancer ne touche pas les vaisseaux sanguins.

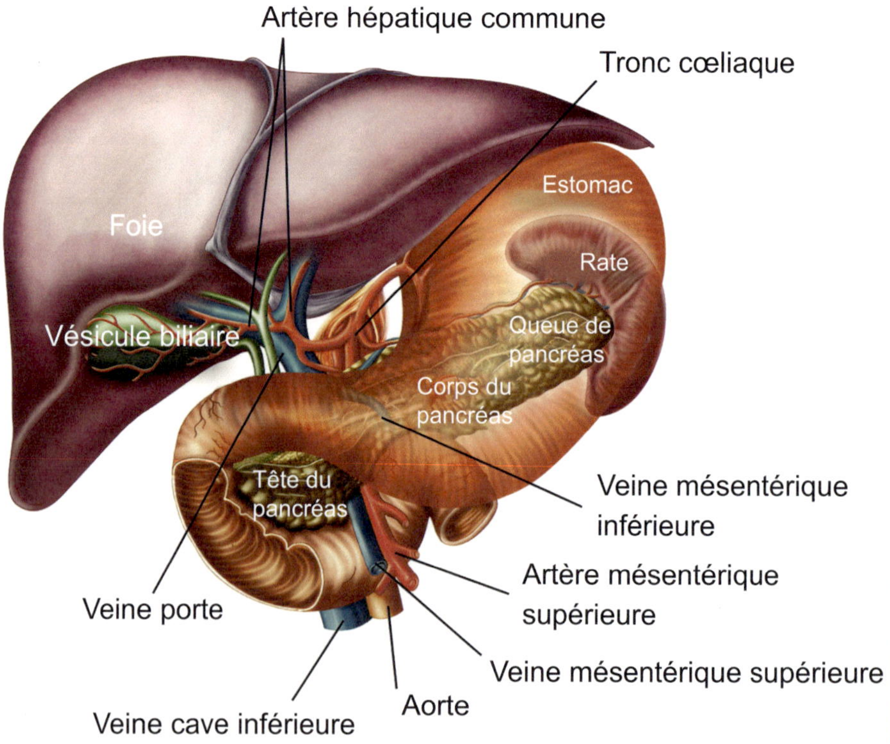

- **Résécable** signifie que tout le cancer peut être enlevé. Pour améliorer les résultats, vous recevrez d'autres types de traitement avant ou après la chirurgie.
- **Borderline résécable** signifie qu'il serait difficile d'enlever tout le cancer en toute sécurité, et qu'il faut donc commencer par un traitement visant à réduire la taille du cancer.
- **Localement avancé** signifie que le cancer ne peut pas être enlevé ou que le vaisseau sanguin ne peut pas être réparé par la suite, bien que certaines personnes subissent une intervention chirurgicale après le traitement, comme décrit au chapitre 6.

Reportez-vous au Guide 4 pour connaître les critères des trois groupes de chirurgie.

Guide 4
Critères permettant de décider si le cancer du pancréas peut être traité par la chirurgie

Résécable	Un chirurgien peut retirer le cancer si : • Il n'y a pas de contact avec les veines et artères principales avoisinantes ou • Le cancer a un contact limité avec la veine mésentérique supérieure ou la veine porte qui ne modifie pas la forme du vaisseau
Borderline résécable	Un chirurgien aurait du mal à retirer en toute sécurité tout le cancer en raison d'une propagation limitée aux vaisseaux sanguins, comme dans les cas suivants : • Le cancer de la tête du pancréas s'est propagé uniquement sur l'artère hépatique commune, enveloppe moins de la moitié de l'artère mésentérique supérieure ou s'est développé jusqu'à une petite artère qui part d'une artère plus importante à un endroit inhabituel • Le cancer dans le corps ou la queue du pancréas couvre moins de la moitié du tronc cœliaque • Le cancer s'est développé jusqu'à la veine mésentérique supérieure ou la veine porte et la veine peut être réparée • Le cancer s'est développé jusqu'à la veine cave inférieure
Localement avancé	Le chirurgien ne peut pas retirer le cancer en raison de la propagation importante vers les vaisseaux sanguins : • Le cancer enveloppe plus de la moitié de l'artère mésentérique supérieure ou du tronc cœliaque • Le cancer du corps ou de la queue du pancréas s'est étendu au tronc cœliaque ou à l'aorte • La veine mésentérique supérieure ou la veine porte ne peut être réparée en raison de la propagation du cancer ou de l'obstruction de la veine

Arrêter la croissance du cancer avant la chirurgie

Le traitement néoadjuvant est un traitement anticancéreux administré avant le traitement principal, dans le cas présent, la chirurgie. Le cancer du pancréas borderline résécable doit d'abord faire l'objet d'un traitement néoadjuvant afin de réduire sa taille en vue d'une intervention chirurgicale. Les cancers résécables peuvent d'abord être traités par la chirurgie, mais le traitement néoadjuvant avant la chirurgie est de plus en plus fréquent pour ces cancers.

La chimiothérapie est utilisée en tant que traitement néoadjuvant. La chimioradiothérapie après la chimiothérapie fait parfois partie du traitement. **Reportez-vous au Guide 5** pour les options de traitement néoadjuvant.

Chimiothérapie

La chimiothérapie tue les cellules à croissance rapide comme le cancer. Elle est administrée au goutte à goutte ou en injection dans une veine. Elle passe dans la circulation sanguine et peut traiter le cancer dans plusieurs zones et dans des endroits difficiles d'accès. La recherche sur les médicaments de

Guide 5
Traitement néoadjuvant du cancer du pancréas

Le traitement néoadjuvant peut réduire la taille du cancer et avoir d'autres effets bénéfiques. Le NCCN recommande que le traitement néoadjuvant soit reçu dans un centre à forte activité ou géré par un tel centre. Demandez à votre équipe soignante s'il existe un essai clinique sur le traitement néoadjuvant qui vous conviendrait.

Option 1 : FOLFIRINOX avec ou sans chimioradiothérapie	FOLFIRINOX est une chimiothérapie intense utilisée pour traiter les personnes ayant un score de performance de 0 ou 1. Elle peut réduire la taille de la tumeur pancréatique, en particulier en cas de mutation des gènes *BRCA1*, *BRCA2* ou *PALB2*. FOLFIRINOX est l'abréviation de ces médicaments contre le cancer : • FOL = leucovorine • F = fluorouracile (également appelé 5-FU) • IRI = irinotécan • OX = oxaliplatine Le schéma thérapeutique FOLFIRINOX modifié peut être reçu. Ce schéma thérapeutique ne comprend qu'une perfusion lente (goutte à goutte) de 5-FU et non l'injection plus rapide. La chimioradiothérapie peut être administrée après la chimiothérapie.
Option 2 : Combinaison de gemcitabine avec ou sans chimioradiothérapie	La gemcitabine est utilisée avec une autre chimiothérapie pour obtenir de meilleurs résultats. La combinaison de gemcitabine utilisée pour la plupart des cancers du pancréas est la suivante : • Gemcitabine plus paclitaxel lié à l'albumine La chimiothérapie à base de platine étant plus efficace pour les cancers du pancréas présentant des mutations *BRCA1*, *BRCA2*ou *PALB2*, l'option pour ces cancers est la suivante : • Gemcitabine plus cisplatine La chimioradiothérapie peut être administrée après la chimiothérapie.

chimiothérapie les plus efficaces pour le traitement néoadjuvant est en cours.

La chimiothérapie est administrée par cycles de jours de traitement suivis de jours de repos. La durée des cycles varie en fonction des médicaments utilisés. La chimiothérapie est généralement administrée pendant une période allant jusqu'à 6 mois.

Demandez à votre oncologue médical combien de cycles vous aurez et combien de jours de traitement il y a dans un cycle. Posez également des questions sur les problèmes de santé, appelés effets indésirables, causés par le traitement. Chaque médicament de chimiothérapie a ses propres effets indésirables.

Chimioradiothérapie

La chimioradiothérapie est un traitement associant chimiothérapie et radiothérapie. La chimiothérapie améliore l'efficacité de la radiothérapie. Les deux médicaments de chimiothérapie privilégiés sont la capécitabine et le fluorouracile (5-FU). Une autre option est la gemcitabine.

La radiothérapie utilise des rayons X de haute énergie pour traiter le cancer du pancréas. Les cellules cancéreuses meurent ou ne peuvent plus produire d'autres cellules cancéreuses. La radiothérapie externe est utilisée pour traiter le cancer du pancréas. Une grande machine produit des faisceaux de rayonnement adaptés à la forme de la tumeur. Elle dirige la dose de rayonnement la plus élevée vers le cancer. Les tissus sains avoisinants peuvent être irradiés au cours du processus.

Les effets indésirables de la radiothérapie sont cumulatifs. Cela signifie qu'ils s'accumulent lentement et qu'ils sont plus graves à la fin du traitement. Les effets les plus courants sont une sensation de fatigue et des changements cutanées. Ces changements cutanés sont souvent décrits comme des coups de soleil.

Avantages possibles du traitement néoadjuvant

Il existe plusieurs raisons prometteuses de recourir à un traitement néoadjuvant, mais des recherches supplémentaires sont nécessaires. Votre équipe soignante peut recommander un traitement néoadjuvant pour les raisons suivantes :

- ✓ Un plus grand nombre de personnes sont en capacité de commencer et terminer la chimiothérapie ou la chimioradiothérapie si elle est administrée avant l'opération plutôt qu'après l'opération
- ✓ Le cancer métastatique qui ne peut pas être détecté est traité à un stade précoce, lorsque le traitement peut être plus efficace
- ✓ Certaines personnes n'ont pas à subir une chirurgie si le cancer progresse trop rapidement ou si le traitement ne fonctionne pas
- ✓ Certains cancers régressent suffisamment pour que la chirurgie devienne une option
- ✓ Le risque de propagation du cancer est plus faible lors de l'intervention chirurgicale
- ✓ La durée totale du traitement est plus courte
- ✓ Le risque de retour du cancer après une intervention chirurgicale est plus faible
- ✓ La radiothérapie pourrait être plus efficace avant que les vaisseaux sanguins ne soient altérés par la chirurgie
- ✓ La plupart des tissus traités par radiothérapie sont retirés, et les nouvelles connexions tissulaires issues de la chirurgie sont épargnées par les radiations

Évaluer les résultats du traitement

Après le traitement néoadjuvant, vous devrez effectuer les mêmes examens qu'auparavant. Les examens qui seront répétés sont les suivants :

- Tomodensitométrie (TDM) avec protocole pancréatique ou imagerie par résonance magnétique (IRM)
- TDM du thorax et du bassin
- Test CA 19-9

Le cancer peut s'être développé ou s'être propagé pendant le traitement. L'imagerie peut révéler une tumeur plus importante. Le niveau de CA 19-9 peut être plus élevé. Dans ce cas, le cancer peut être traité par un traitement néoadjuvant différent si la chirurgie semble encore possible. Si l'opération n'est pas envisageable, lisez le chapitre 6 pour connaître les options possibles.

S'il n'y a pas de signes de croissance du cancer, le prochain traitement sera probablement une intervention chirurgicale. L'intervention chirurgicale doit être programmée au maximum 4 semaines après l'imagerie.

Un oncologue médical est un expert en chimiothérapie. Il prescrira un schéma thérapeutique néoadjuvant et en surveillera les effets. Si vos soins impliquent une radiothérapie, ils coordonnera les soins avec le radio-oncologue, qui est un expert du traitement du cancer par radiothérapie.

« Survivre au cancer du pancréas est un cadeau exceptionnel, le précieux cadeau de la vie, le cadeau d'aimer plus profondément, le cadeau d'inspirer autrui, de faire une différence, de rendre la pareille, de faire mieux, de devenir meilleur, de faire un acte de foi. »

Chirurgie du pancréas

Une intervention chirurgicale sera programmée s'il y a de bonnes chances que tout le cancer soit retiré. Il ne doit pas y avoir de signes évidents de métastases à distance. Votre chirurgien doit trouver un moyen d'enlever la tumeur en conservant suffisamment de tissu d'apparence normale à sa périphérie, ce que l'on appelle la marge chirurgicale. L'objectif est de ne plus avoir de cellules cancéreuses dans la marge, ce qui permet d'envisager une guérison. Le traitement utilisé pour guérir le cancer est appelé traitement définitif.

Importance de l'expérience

La chirurgie du pancréas est complexe. Il s'agit d'une opération longue qui comporte plusieurs étapes. Voici quelques exemples de ce qui se passe lors d'une intervention chirurgicale :

- Juste avant l'opération, vous recevez une anesthésie générale. Ces médicaments vous plongent dans un état de sommeil, de sorte que vous ne ressentiez pas la douleur. Une ou plusieurs incisions sont pratiquées dans votre abdomen.
- Les organes sont détachés des autres tissus afin de pouvoir être déplacés. C'est ce qu'on appelle la mobilisation. Souvent, le canal cholédoque et les vaisseaux sanguins sont ligaturés. De nombreuses structures sont divisées pour retirer la tumeur.
- Après l'ablation de la tumeur, votre chirurgien reconstruit les tissus coupés. C'est ce qu'on appelle reconstruction. De nouvelles connexions entre les parties du corps sont établies (anastomoses). Parfois, les vaisseaux sanguins sont réparés à l'aide de vaisseaux provenant d'autres régions du corps (greffes).

Vous devez faire appel à un chirurgien expérimenté pour réaliser cette opération complexe. Choisissez un centre de soins qui effectue au moins 15 à 20 chirurgies du cancer du pancréas par an. Il s'agit d'un centre à forte activité.

Un chirurgien oncologue est un spécialiste des opérations contre le cancer. Il élimine le cancer et relie les tissus de l'organisme entre eux. Choisissez un chirurgien très expérimenté dans le traitement du cancer du pancréas.

Types de chirurgie

Le type de chirurgie que vous subirez dépend de l'emplacement de la tumeur dans le pancréas.

Une tumeur située dans la tête du pancréas est traitée par une duodénopancréatectomie céphalique (DPC), également appelée intervention de Whipple. Cette opération permet de retirer ces parties du corps :

- Une partie du pancréas, du canal cholédoque et de l'intestin grêle
- Vésicule biliaire
- Ganglions lymphatiques proches
- Parfois, une partie de l'estomac et des parties des vaisseaux sanguins

Lors d'une intervention de Whipple classique, une partie de l'estomac est retirée, ce qui n'est pas le cas de l'intervention avec préservation du pylore.

La reconstruction commence par la fixation du pancréas et des voies biliaires au milieu de l'intestin grêle, appelé jéjunum. L'estomac ou le duodénum est ensuite fixé plus bas sur le jéjunum. Les vaisseaux sanguins peuvent nécessiter une reconstruction.

Une tumeur dans le corps ou la queue du pancréas est traitée par pancréatectomie distale (pancréatectomie gauche) et splénectomie. Une pancréatectomie distale (pancréatectomie gauche) permet d'enlever le corps et la queue du pancréas, et une splénectomie permet d'enlever la totalité de la rate. La glande surrénale gauche peut également être enlevée.

Une tumeur au niveau de l'isthme du pancréas peut être traitée par une intervention de Whipple, une pancréatectomie distale ou une pancréatectomie totale. L'intervention de Whipple et la pancréatectomie distale étendues permettent d'enlever plus de tissu que les interventions chirurgicales standard. Une pancréatectomie totale permet d'enlever ces parties du corps :

- Pancréas, rate et vésicule biliaire
- Certaines parties de l'estomac, de l'intestin grêle et du canal cholédoque
- Ganglions lymphatiques proches
- Parfois, des parties de vaisseaux sanguins

La reconstruction consiste à rattacher les voies biliaires et l'estomac au jéjunum. Les vaisseaux sanguins peuvent nécessiter une reconstruction.

Méthodes chirurgicales

La chirurgie du pancréas est réalisée selon l'une des deux méthodes suivantes.

La méthode classique est appelée **chirurgie ouverte** ou laparotomie. Votre chirurgien retirera

Intervention de Whipple

L'intervention de Whipple est un type de chirurgie du pancréas. Elle est également appelée duodénopancréatectomie. Cette opération consiste à retirer au moins la vésicule biliaire et une partie du pancréas, du canal cholédoque et de l'intestin grêle (parties grisées sur l'image de gauche). L'image de droite montre le pancréas, les voies biliaires et l'estomac attachés au jéjunum après la reconstruction.

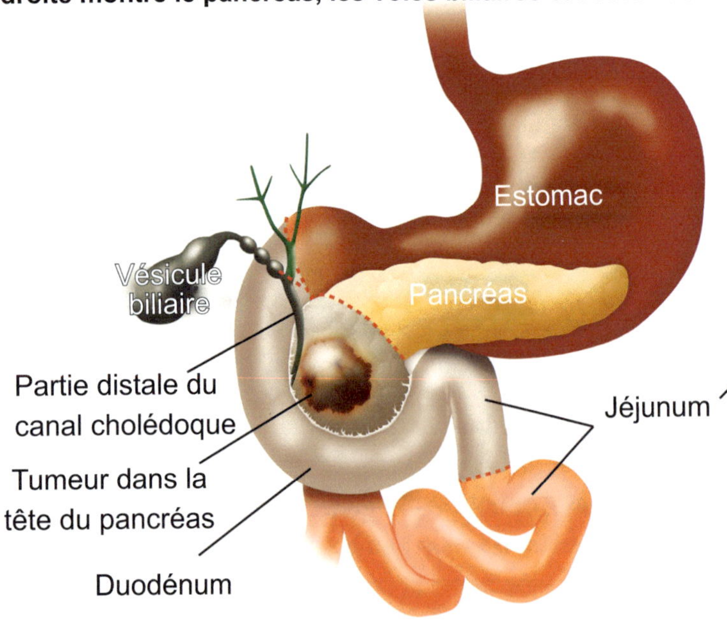

Intervention de Whipple avec préservation du pylore

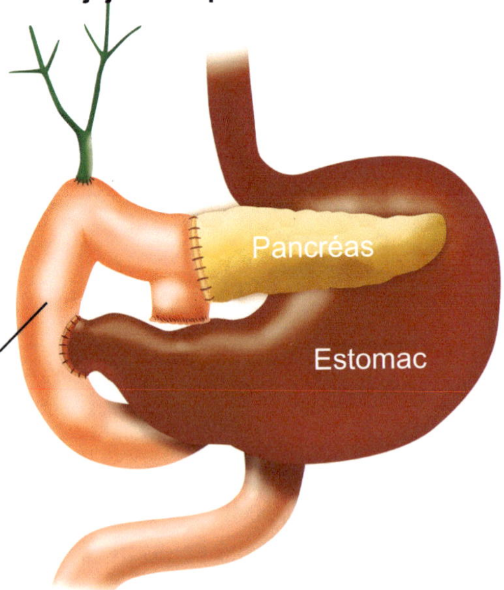

Reconstruction

le tissu par une grande incision au milieu du corps. L'incision commence entre les côtes et s'étend jusqu'au nombril. Par cette incision, le chirurgien peut voir et accéder à la tumeur du pancréas.

La méthode plus récente est appelée **chirurgie mini-invasive ou chirurgie laparoscopique**. Votre chirurgien utilisera des outils chirurgicaux insérés à travers plusieurs petites incisions pratiquées dans votre abdomen. L'un des outils est un laparoscope, qui comporte une petite caméra vidéo. La vidéo de l'intérieur de l'abdomen est affichée sur un écran.

Votre chirurgien peut effectuer une chirurgie laparoscopique en utilisant des bras robotisés pour contrôler les outils chirurgicaux. C'est ce qu'on appelle une chirurgie laparoscopique robot-assistée.

Effets indésirables de la chirurgie

Les effets indésirables courants de la chirurgie sont la douleur, les gonflements et les cicatrices. La douleur et les gonflements disparaissent souvent dans les semaines qui suivent l'opération. L'engourdissement à proximité de la zone opérée peut durer longtemps. Il y a un risque d'infection. Si une partie du pancréas est conservée, elle peut laisser échapper des enzymes digestives. Une ouverture entre le pancréas et d'autres organes, appelée fistule, peut se développer.

Décisions lors de l'opération

Il arrive que les chirurgies du pancréas n'aboutissent pas. Votre chirurgien explorera l'intérieur de votre abdomen pour voir si le cancer s'est étendu. Le cancer métastatique peut ne pas être détecté par les examens d'imagerie, mais être découvert lors de l'intervention chirurgicale. Si un cancer métastatique est détecté, la chirurgie du pancréas ne doit pas être effectuée.

Les chirurgies du pancréas ne sont pas non plus réalisées si la tumeur ne peut pas être retirée en toute sécurité. Votre chirurgien est plus à même de visualiser la tumeur au cours de l'opération. Il peut constater que la tumeur s'est tellement développée autour des vaisseaux sanguins qu'elle ne peut pas être retirée.

Si la chirurgie du pancréas n'aboutit pas, votre chirurgien peut effectuer d'autres interventions pendant que vous êtes encore sous anesthésie :

- La neurolyse du plexus cœliaque est une injection d'un bloc nerveux dans un faisceau de nerfs appelé plexus cœliaque afin de réduire la douleur
- La gastrojéjunostomie est une opération chirurgicale qui relie le bas de l'estomac au jéjunum afin que la nourriture ne soit pas bloquée par la tumeur
- Une dérivation biliaire est une opération chirurgicale qui relie l'intestin grêle au canal cholédoque au-dessus du pancréas pour traiter la jaunisse
- Au lieu d'une dérivation, le chirurgien peut placer un petit tube métallique extensible (stent) dans le canal biliaire pour traiter la jaunisse

Si la chirurgie n'aboutit pas, le cancer sera traité par d'autres méthodes pour essayer de contrôler sa croissance. Lisez le chapitre 6 pour en savoir plus sur les options de traitement.

Combattre le cancer après la chirurgie

Le **traitement adjuvant** est un traitement anticancéreux administré après le traitement principal. Il tue les cellules cancéreuses qui n'ont pas été retirées lors de l'opération parce qu'elles n'étaient pas visibles.

Avant le traitement adjuvant, deux tests sont nécessaires. Vous passerez une TDM avec contraste du thorax, du bassin et de l'abdomen et un test CA 19-9. Ces examens vérifient la présence de métastases et servent de référence pour les tests ultérieurs. Si les examens révèlent la présence de métastases, lisez le chapitre 6 pour en savoir plus sur les options de traitement.

Le traitement adjuvant peut commencer lorsque vous avez suffisamment récupéré après la chirurgie. L'idéal est de commencer dans les 12 semaines qui suivent l'opération. **Reportez-vous au Guide 6** pour connaître les options de traitement adjuvant selon que vous avez reçu ou non un traitement néoadjuvant.

Guide 6
Traitement adjuvant du cancer du pancréas

Le traitement adjuvant traite les cellules cancéreuses qui peuvent se trouver dans votre corps après la chirurgie. Il réduit le risque de retour du cancer. Les options de traitement dépendent du fait que vous ayez ou non bénéficié d'un traitement néoadjuvant.

<table>
<tr><td>Vous n'avez pas reçu de traitement néoadjuvant</td><td>Trois options sont possibles :<ul><li>Traitement dans le cadre d'un essai clinique (option privilégiée)</li><li>Traitement par un schéma chimiothérapeutique recommandé<ul><li>Les schémas privilégiés sont FOLFIRINOX modifié ou gemcitabine plus capécitabine</li><li>D'autres schémas thérapeutiques peuvent être utilisés : bolus de 5-FU plus leucovorine, perfusion continue de 5-FU, gemcitabine ou capécitabine</li></ul></li><li>Traitement par chimiothérapie puis chimioradiothérapie puis éventuellement chimiothérapie à nouveau<ul><li>La gemcitabine, le bolus de 5-FU plus leucovorine, ou la perfusion continue de 5-FU peuvent être utilisés pour la chimiothérapie</li><li>La capécitabine (de préférence), le 5-FU en perfusion continue (de préférence) ou la gemcitabine peuvent être utilisés pour la chimioradiothérapie</li></ul></li></ul></td></tr>
<tr><td>Vous avez reçu un traitement néoadjuvant</td><td>Un traitement adjuvant peut ne pas être nécessaire s'il n'y a pas de signes de cancer. Votre équipe soignante discutera avec vous de l'utilité d'un traitement supplémentaire.<ul><li>Votre équipe peut vous recommander une chimiothérapie</li><li>Si un pathologiste trouve des cellules cancéreuses dans le tissu retiré autour de la tumeur, votre équipe peut recommander une chimiothérapie suivie d'une chimioradiothérapie si vous n'avez pas reçu de chimioradiothérapie auparavant</li></ul></td></tr>
</table>

Si vous n'avez pas reçu de traitement néoadjuvant, un traitement dans le cadre d'un essai clinique est préférable. Les essais cliniques sont expliqués au chapitre 4. Outre les essais cliniques, la chimiothérapie ou la chimioradiothérapie sont des options possibles. Certains schémas chimiothérapeutiques sont privilégiés parce qu'ils donnent de meilleurs résultats.

Si vous avez bénéficié d'un traitement néoadjuvant, votre équipe décidera s'il est utile de poursuivre le traitement. Les options de traitement adjuvant sont basées sur les résultats du traitement néoadjuvant et d'autres facteurs. Votre équipe tiendra compte du fait que la chimiothérapie est généralement administrée pendant 6 mois.

Soins de suivi

Bien que le cancer du pancréas puisse parfois guérir, il est très important de surveiller les signes d'un retour du cancer. Le retour d'un cancer est appelé récidive. Le dépistage régulier d'une récidive s'appelle la surveillance.

Vous passerez les examens suivants tous les 3 à 6 mois pendant 2 ans, puis tous les 6 à 12 mois si nécessaire :

- Antécédents médicaux et examen physique pour évaluer les symptômes
- Niveau CA 19-9
- TDM thoracique
- TDM ou IRM avec contraste de l'abdomen et du bassin

Lors des visites médicales, votre équipe soignante évaluera les effets indésirables. Elle vous aidera également à prévenir d'autres maladies. Des informations sur le traitement des effets indésirables courants et sur un mode de vie sain sont disponibles sur NCCN.org/patientguidelines et sur l'application NCCN Patient Guides for Cancer.

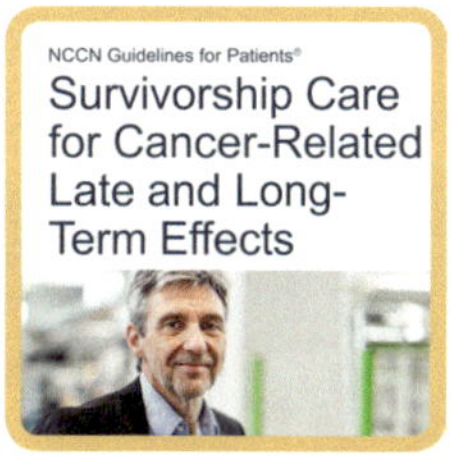

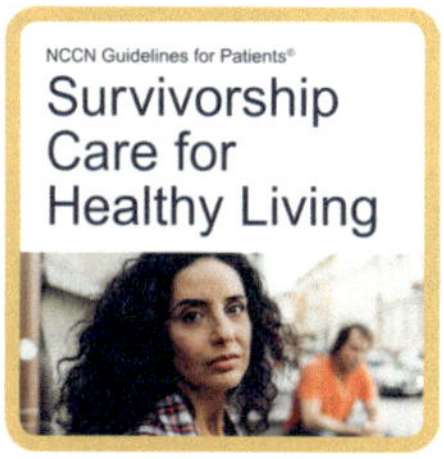

Chimioradiothérapie

La radiothérapie associée à la chimiothérapie est appelée chimioradiothérapie. Elle peut faire partie d'un traitement néoadjuvant ou d'un traitement adjuvant. Lors de la radiothérapie, vous serez allongé(e) sur une table pendant le traitement (voir illustration), et des dispositifs limitant vos mouvements seront utilisés. Pour éviter d'irradier les tissus normaux, il convient de recourir à la radiothérapie conformationnelle avec modulation d'intensité (RCMI) ou à la radiothérapie tridimensionnelle conformationnelle (RTC-3D).

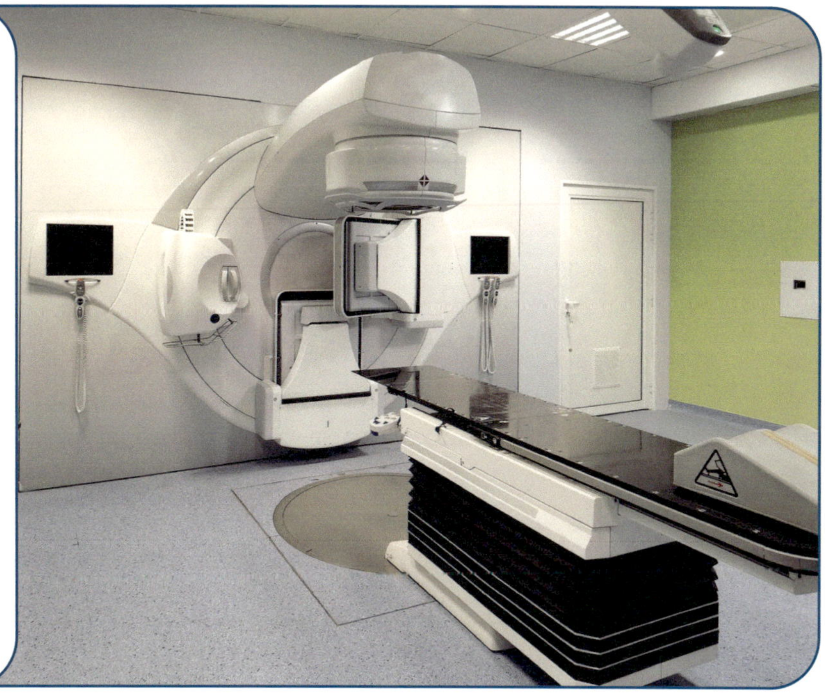

Quand le cancer revient

Des examens de suivi peuvent révéler des signes de cancer du pancréas. Dans ce cas, l'équipe soignante peut demander une biopsie de pour confirmer la présence du cancer. Si cela n'a pas été fait auparavant, des tests génétiques et une analyse des biomarqueurs sont nécessaires pour aider à planifier le traitement.

Le traitement d'une récidive est basé sur la localisation de la récidive. **Reportez-vous au Guide 7** pour connaître les options de traitement en cas de récidive.

Chirurgie

Si le cancer n'est présent que dans le pancréas, la chirurgie peut être une option. Vous aurez besoin d'une consultation chirurgicale et d'un examen des résultats de vos tests par une équipe pluridisciplinaire.

Essai clinique

L'inscription à un essai clinique peut être une option. Demandez à votre équipe soignante s'il existe un essai clinique qui vous conviendrait. Lisez le chapitre 4 pour en savoir plus sur les essais cliniques.

Traitement systémique

Le traitement systémique traite le cancer où qu'il se trouve dans l'organisme. La chimiothérapie est un type de traitement systémique. Le traitement systémique des récidives est basé sur ce calendrier :

- Si vous avez reçu une chimiothérapie il y a moins de 6 mois, vous passerez à un autre type de chimiothérapie (chimiothérapie à base

Guide 7
Options thérapeutiques pour les récidives du cancer du pancréas

Le retour d'un cancer après un traitement est appelé récidive. Les options thérapeutiques dépendent de l'endroit où le cancer est réapparu.

Le cancer est réapparu dans le pancréas	La chirurgie peut être une option
Le cancer est réapparu dans le tissu situé à côté du tissu retiré, appelé lit opératoire	Il y a cinq options : • Traitement dans le cadre d'un essai clinique (option privilégiée) • Traitement systémique (**voir Guide 12**) • Traitement systémique suivi d'une chimioradiothérapie ou d'une radiothérapie corporelle stéréotaxique (SBRT) • SBRT • Soins de soutien
Le cancer est réapparu loin de l'endroit où se trouve ou se trouvait le pancréas	Trois options sont possibles. • Traitement dans le cadre d'un essai clinique (option privilégiée) • Traitement systémique (**voir Guide 12**) • Soins de soutien

de gemcitabine ou chimiothérapie à base de fluoropyrimidine)

- Si vous avez reçu une chimiothérapie il y a 6 mois ou plus, vous pouvez répéter le même schéma ou commencer un nouveau traitement systémique

Il existe de nombreuses options de traitement systémique. Les schémas thérapeutiques utilisés pour la récidive sont les mêmes que ceux utilisés pour le traitement de deuxième intention énumérés au chapitre 6.

Radiothérapie

En cas de récidive à proximité de l'endroit où se trouvait la tumeur, le traitement peut consister en une radiothérapie. La radiothérapie corporelle stéréotaxique (SBRT) traite les petites tumeurs à l'aide de faisceaux de rayons X très précis et à forte dose et se déroule en 5 séances ou moins. La SBRT peut être utilisée pour le traitement sans traitement systémique.

Si vous avez reçu un traitement systémique, vous pouvez recevoir une chimioradiothérapie ou une SBRT par la suite. Les deux schémas privilégiés sont la capécitabine et le fluorouracile (5-FU). Une autre option est la gemcitabine.

Soins de soutien

Le traitement du cancer est trop intense pour certaines personnes. Dans ce cas, les experts du NCCN conseillent de recevoir des soins de soutien. Les soins de soutien visent à améliorer votre qualité de vie. L'un des objectifs est de traiter les symptômes causés par le cancer. Discutez avec votre médecin des soins de soutien afin d'obtenir le meilleur plan de soins pour vous. Le chapitre 3 fournit de plus amples informations sur les soins de soutien.

Points clés

- Le cancer du pancréas peut être traité par une intervention chirurgicale s'il n'y a pas de signes évidents de métastases. En outre, la probabilité que tout le cancer puisse être retiré en toute sécurité doit être très élevée.
- Le cancer du pancréas résécable peut être retiré chirurgicalement, mais il peut d'abord être traité par chimiothérapie. Le cancer du pancréas borderline résécable doit d'abord être traité par chimiothérapie afin de le réduire en vue d'une intervention chirurgicale. Certaines personnes reçoivent une chimioradiothérapie après la chimiothérapie.
- La chirurgie du pancréas est complexe. Choisissez un centre de soins qui effectue au moins 15 à 20 chirurgies du cancer du pancréas par an.
- Il existe trois principaux types de chirurgie du pancréas. Une duodénopancréatectomie (intervention de Whipple) et une pancréatectomie distale (pancréatectomie gauche) permettent d'enlever une partie du pancréas. Une pancréatectomie totale permet d'enlever la totalité du pancréas. Le type de chirurgie que vous subirez dépend de l'emplacement de la tumeur dans le pancréas.
- La chirurgie du pancréas peut être réalisée par l'une des deux méthodes suivantes. Lors d'une chirurgie ouverte, le tissu corporel est retiré par une large incision. La chirurgie mini-invasive est réalisée par plusieurs petites incisions.
- Si votre chirurgien n'est pas en mesure d'enlever la tumeur, des procédures visant à prévenir ou à soulager les symptômes peuvent être effectuées à la place.
- Après la chirurgie du pancréas, vous pouvez recevoir un traitement supplémentaire pour

tuer les cellules cancéreuses qui restent dans votre corps. La chimiothérapie et la chimioradiothérapie sont des options possibles.

- Lorsque le traitement du cancer est terminé, les soins de suivi commencent. Votre équipe soignante surveillera les signes de retour du cancer. Vous recevrez également des soins pour les effets indésirables et de l'aide pour mener une vie saine.
- Si le cancer réapparaît après l'opération, le traitement dépendra de la localisation du cancer. Le cancer du pancréas peut être traité par une intervention chirurgicale. Le traitement du cancer en dehors du pancréas peut consister en des médicaments anticancéreux, une radiothérapie ou les deux. Les soins de soutien peuvent aider à soulager les symptômes du cancer et de son traitement.

“

Ils me disent de vivre au jour le jour, de faire face au cancer du pancréas, aux traitements et aux effets indésirables. Il s'agit plutôt de vivre un instant après l'autre. Ces instants finissent par devenir des jours, puis des semaines. Un jour, vous regarderez en arrière et réaliserez les défis que vous avez relevés et les étapes que vous avez franchies. »

6

Traitement sans chirurgie

50 Objectifs du traitement

51 Traitement de première intention

54 Examens pendant le traitement

56 Traitement de deuxième intention

58 Points clés

Le traitement systémique permet de traiter le cancer du pancréas partout dans l'organisme. Il s'agit du principal traitement pour la plupart des cancers du pancréas, et il existe de nombreuses options. Lisez ce chapitre pour savoir quels sont les traitements médicamenteux privilégiés et quelles sont les autres options en matière de soins oncologiques.

Objectifs du traitement

La chirurgie n'est pas une option pour la plupart des cancers du pancréas. Elle ne permet pas de contrôler la croissance du cancer ni de prolonger la vie. Elle peut même être nocive. La chirurgie ne peut pas traiter ces cancers du pancréas courants :

- **Cancer localement avancé** – Il y a une propagation importante du cancer vers les vaisseaux sanguins, qui ne peut pas être retirée en toute sécurité par la chirurgie
- **Cancer métastatique** – Le cancer s'est propagé loin du pancréas et se trouve à trop d'endroits pour être retiré par chirurgie

Le traitement systémique est le principal traitement du cancer localement avancé et métastatique. Il traite le cancer où qu'il se trouve dans l'organisme. L'objectif du traitement est de contrôler le cancer et de prolonger la vie. Vous recevrez également des soins de soutien pour améliorer votre qualité de vie.

Un oncologue médical est un expert du traitement systémique. Il choisira un schéma thérapeutique en fonction de vos antécédents médicaux et des résultats de vos tests. Vous vous réunirez régulièrement afin d'évaluer les effets du traitement.

“

En tant que représentant des patients, je m'entretiens chaque semaine avec de nombreux patients atteints de cancer du pancréas et leurs familles. Je leur rappelle qu'il y a des personnes qui réagissent de manière exceptionnelle à cette maladie. Je veux que chacun se dise : « Pourquoi pas moi ? Je peux moi aussi faire partie de ces personnes extraordinaires. »

Il est important de choisir une équipe médicale expérimentée dans le domaine du pancréas au sein d'un centre médical à forte activité pour obtenir les meilleurs résultats. Faites également appel à un diététicien et à un médecin spécialisé dans les soins palliatifs. Participez à la vie de la communauté du cancer du pancréas afin que cette expérience ne soit pas vécue en solitaire. Vous n'êtes pas seul(e) ! »

Traitement de première intention

Le premier traitement administré est appelé traitement de première intention. Les options de traitement dépendent de votre capacité à effectuer des activités quotidiennes. Cette capacité est appelée indice de performance. Le cancer et d'autres maladies peuvent limiter vos capacités. Si vos capacités sont limitées, certains traitements peuvent entraîner de graves problèmes de santé.

L'indice de performance de l'Eastern Cooperative Oncology Group (ECOG) est un système de notation courant. Il se compose de cinq scores allant de 0 à 4. Les scores les plus bas correspondent à une meilleure capacité à prendre soin de soi. **Reportez-vous au Guide 8** pour une liste d'options thérapeutiques basées sur l'indice de performance .

Soins de soutien

Toutes les personnes atteintes d'un cancer du pancréas doivent recevoir des soins de soutien. Les soins de soutien permettent de soulager les symptômes du cancer et de son traitement. Ils sont également utiles pour les aspects mentaux, sociaux et spirituels. Les soins de soutien s'intéressent au patient dans son ensemble, et pas seulement à son cancer. Le chapitre 3 fournit de plus amples informations sur les soins de soutien.

Essai clinique

Un essai clinique est un type de recherche sur la santé qui teste de nouvelles méthodes de lutte contre le cancer. L'inscription à un essai clinique peut être une option. Demandez à votre équipe soignante s'il existe un essai clinique qui vous conviendrait. Les essais cliniques sont abordés plus en détail au chapitre 4.

Traitement systémique

Le traitement systémique est un traitement de l'ensemble du corps par des médicaments

Guide 8
Traitement de première intention du cancer du pancréas localement avancé et métastatique

Les soins en cancérologie doivent être sans danger. Lorsque le cancer affecte votre capacité physique, certains traitements peuvent être dangereux. Un indice de performance élevé reflète un état de santé moins bon et la nécessité d'un type de soins différent.

Indice de performance 0, 1 ou 2	Les options pour les cancers localement avancés et métastatiques sont les suivantes : • Traitement dans le cadre d'un essai clinique (option privilégiée) • Traitement systémique Il existe deux autres options pour les cancers localement avancés : • Traitement systémique (chimiothérapie) suivi d'une chimioradiothérapie ou d'une radiothérapie corporelle stéréotaxique (SBRT) • Chimioradiothérapie ou SBRT
Indice de performance 3 ou 4	Deux options sont possibles : • Un médicament de chimiothérapie ou un traitement ciblé • Soins de soutien, y compris radiothérapie pour soulager les symptômes

anticancéreux. Un schéma thérapeutique consiste en un ou plusieurs médicaments avec une dose, un horaire et une durée spécifiques. Les schémas thérapeutiques privilégiés sont plus efficaces, plus sûrs ou moins coûteux que les autres options.

La **chimiothérapie** est un traitement systémique classique. Elle tue les cellules à croissance rapide, y compris les cellules cancéreuses. Les schémas thérapeutiques privilégiés pour le traitement systémique de première intention consistent uniquement en une chimiothérapie. **Reportez-vous au Guide 9** pour une liste des schémas thérapeutiques privilégiés.

Tous les schémas chimiothérapeutiques pour le cancer du pancréas incluent un médicament appelé antimétabolite. Ces médicaments comprennent le fluorouracile (également appelé 5-FU), la gemcitabine (Gemzar, Infugem) et la capécitabine (Xeloda). Les personnes en meilleure santé peuvent recevoir plus d'un antimétabolite ou une combinaison de plusieurs types de médicaments :

- Antimétabolites plus chimiothérapie au platine, comme l'oxaliplatine (Eloxatin) ou le cisplatine, qui donne de meilleurs résultats que la chimiothérapie au taxane pour les cancers du pancréas présentant des mutations *BRCA1*, *BRCA2* ou *PALB2*
- Antimétabolites plus chimiothérapie au taxane, comme le paclitaxel avec de l'albumine humaine (Abraxane) et le docétaxel (Taxotere)
- Antimétabolites plus traitement ciblé appelé erlotinib

Le **traitement ciblé** bloque les signaux chimiques qui indiquent aux cellules cancéreuses du pancréas de se développer. Ces médicaments sont des pilules que vous pouvez prendre à domicile. Les traitements ciblés de première intention pour le cancer du pancréas sont les suivants :

Guide 9
Schémas thérapeutiques privilégiés pour le traitement systémique de première intention

Les schémas thérapeutiques privilégiés du cancer du pancréas localement avancé et métastatique consistent en une chimiothérapie. Les options de traitement sont basées sur l'indice de performance. Les schémas thérapeutiques comportant un seul médicament de chimiothérapie ont moins d'effets graves que les schémas thérapeutiques combinés.

Indice de performance 0 ou 1	Il existe deux options pour tous les cancers :
	• La première option est le FOLFIRINOX ou le FOLFIRINOX modifié, qui se compose de fluorouracile (5-FU), de leucovorine, d'irinotécan et d'oxaliplatine
	• La deuxième option est une combinaison de gemcitabine avec soit :
	  • Gemcitabine plus paclitaxel lié à l'albumine ou
	  • Gemcitabine plus cisplatine si le cancer présente des mutations *BRCA1*, *BRCA2* ou *PALB2*

Indice de performance 2	• Capécitabine • Gemcitabine • Gemcitabine avec paclitaxel lié à l'albumine
Indice de performance 3 ou 4	• Capécitabine • Gemcitabine • Perfusion continue de 5-FU

- L'erlotinib (Tarceva) bloque les signaux de croissance émis par une protéine appelée EGFR
- Le larotrectinib (Vitrakvi) et l'entrectinib (Rozlytrek) bloquent les signaux TRK
- Le dabrafenib (Tafinlar) bloque les signaux BRAF
- Le trametinib (Mekinist) bloque les signaux BRAF en bloquant les signaux MEK

Votre oncologue médical peut vous prescrire du larotrectinib, de l'entrectinib ou du dabrafenib associé à du trametinib si les cellules cancéreuses présentent des biomarqueurs spécifiques. L'analyse des biomarqueurs est expliquée au chapitre 2.

L'**immunothérapie** utilise le système immunitaire pour tuer les cellules cancéreuses. Certains cancers du pancréas empêchent les cellules immunitaires appelées cellules T de les tuer. Le pembrolizumab (Keytruda) rétablit la capacité des cellules T à tuer.

Guide 10
Autres schémas thérapeutiques pour le traitement systémique de première intention

Il se peut que votre oncologue médical ne vous prescrive pas de schéma thérapeutique particulier. Demandez pourquoi, car il y a plusieurs raisons à cette décision. Les schémas thérapeutiques énumérés ci-dessous sont bénéfiques pour les personnes atteintes d'un cancer du pancréas. Ils peuvent prolonger la vie, retarder la croissance du cancer ou réduire les symptômes.

Indice de performance 0 ou 1	Les options pour les cancers localement avancés et métastatiques sont les suivantes : • Gemcitabine • Gemcitabine plus erlotinib • Gemcitabine plus capécitabine • Capécitabine plus oxaliplatine (CapeOx) • Fluorouracile (5-FU), leucovorine et oxaliplatine (OFF) • Gemcitabine, paclitaxel lié à l'albumine et cisplatine • Gemcitabine, docétaxel et capécitabine à dose fixe (GTX) • Irinotécan liposomal, 5-FU, leucovorine et oxaliplatine (NALIRIFOX) • Capecitabine (option supplémentaire pour les formes localement avancées) • Perfusion continue de 5-FU (option supplémentaire pour les cas localement avancés) • Dabrafenib plus trametinib si biomarqueur *BRAF* V600E (option supplémentaire en cas de cancer métastatique) • Pembrolizumab (option supplémentaire pour le cancer métastatique)
Indice de performance 2	• NALIRIFOX
Indice de performance 3 ou 4	Seuls les schémas thérapeutiques privilégiés sont recommandés pour les cancers localement avancés, mais les options pour les cancers métastatiques sont : • Pembrolizumab (biomarqueur MSI-H, dMMR ou TMB-H) • Larotrectinib (biomarqueur *NTRK*) • Entrectinib (biomarqueur *NTRK*) • Dabrafenib plus trametinib (biomarqueur *BRAF* V600E)

Il s'agit d'une option pour les cancers du pancréas métastatiques présentant des biomarqueurs spécifiques. Le pembrolizumab est injecté lentement dans une veine pendant une heure. **Reportez-vous au Guide 10** pour une liste évoquant l'immunothérapie, le traitement ciblé, et d'autres schémas chimiothérapeutiques utilisés pour le traitement de première intention.

Radiothérapie

La radiothérapie utilise des rayons X de haute énergie pour tuer ou endommager les cellules cancéreuses du pancréas. La méthode la plus courante est la radiothérapie externe (RTE). La RTE fait appel à une grande machine qui produit des faisceaux de rayonnement. Les machines modernes ciblent précisément les tumeurs.

Un radio-oncologue est un spécialiste du traitement du cancer par radiothérapie. Il dirigera une équipe qui élaborera votre plan de traitement et administrera la radiothérapie.

Le cancer localement avancé peut être traité par RTE appelée **radiothérapie corporelle stéréotaxique (SBRT)**. La SBRT est très précise, délivre des doses élevées à chaque séance et se termine en 5 séances ou moins. Si vous recevez une chimiothérapie, il est possible que vous receviez ensuite une SBRT. Si la chimiothérapie n'est pas envisageable pour vous, la SBRT peut être utilisée seule pour le traitement.

La **radiothérapie palliative** peut faire partie des soins de soutien. Elle peut aider à soulager la douleur et à arrêter les saignements. Elle peut réduire la taille de la tumeur de manière à ce qu'elle ne bloque pas d'autres structures du corps.

Chimioradiothérapie

La chimioradiothérapie est un traitement associant chimiothérapie et radiothérapie. Un cancer localement avancé traité par une chimiothérapie pendant 4 à 6 mois peut être traité ultérieurement par chimioradiothérapie.

Dans le cas de la chimioradiothérapie, les séances d'irradiation ont lieu les jours de semaine pendant environ 5 à 6 semaines. Pendant ces semaines, vous recevrez également une chimiothérapie. Les schémas privilégiés sont la capécitabine et le 5-FU. Une autre option est la gemcitabine.

Examens pendant le traitement

Pendant le traitement du cancer, vous effectuerez des examens pour que votre équipe soignante puisse évaluer l'efficacité du traitement.

- Vous passerez une série d'examens d'imagerie. L'imagerie peut être réalisée par tomodensitométrie (TDM) ou par résonance magnétique (IRM). Un contraste est nécessaire. Si la chirurgie devient une option pour un cancer localement avancé, un protocole pancréatique doit être suivi comme expliqué au chapitre 2.
- Votre équipe soignante examinera également d'autres signes de santé. Un membre de l'équipe vous demandera si vous avez des symptômes et vérifiera votre indice de performance. Un test CA 19-9 sera effectué.
- Si le cancer est localement avancé, vous pouvez subir une laparoscopie pour rechercher des métastases avant la chirurgie, la chimioradiothérapie ou la SBRT.

Au cours du traitement de première intention, le cancer peut avoir diminué, être resté le même ou s'être développé davantage. En fonction des résultats du traitement, l'équipe soignante vous proposera des options thérapeutiques.

Aucun signe de croissance du cancer

Si le cancer localement avancé ne s'est pas développé pendant le traitement et que votre indice de performance est 0, 1 ou 2, les options sont les suivantes :

- Chirurgie, si possible, suivie d'un traitement adjuvant (voir *Chirurgie du pancréas* au chapitre 5)
- Poursuivre la chimiothérapie
- Tests continus pour surveiller la croissance du cancer
- Essai clinique

Si le cancer métastatique ne s'est pas développé pendant le traitement systémique, les options sont les suivantes :

- Traitements d'entretien énumérés dans le **Guide 11**
- Traitement dans le cadre d'un essai clinique
- Faire une pause dans le traitement (fenêtre thérapeutique)

Signes de croissance du cancer

Pendant le traitement, le cancer a peut-être continué son développement. Votre indice de performance peut avoir diminué. Dans ce cas, lisez la section *Traitement de deuxième intention* pour connaître les options qui s'offrent à vous.

Guide 11
Traitement d'entretien du cancer du pancréas métastatique

L'objectif du traitement d'entretien est de prolonger la période avant que le cancer ne s'aggrave. Les options de traitement sont basées sur le schéma thérapeutique que vous avez suivi.

Si vous avez reçu FOLFIRINOX	Il y a 7 options : • Olaparib pour les personnes présentant une mutation héréditaire du gène *BCRA1* ou *BCRA2* (privilégié) • Essai clinique • Capécitabine • Fluorouracile (5-FU) et leucovorine • 5-FU, leucovorine et irinotécan (FOLFIRI) • 5-FU, leucovorine et oxaliplatine (FOLFOX) • Rucaparib pour les personnes présentant une mutation héritée ou acquise de *BCRA1*, *BCRA2* ou *PALB2*
Si vous avez reçu un schéma à base de cisplatine ou d'oxaliplatine	Il y a 3 options : • Olaparib pour les personnes présentant une mutation héréditaire du gène *BCRA1* ou *BCRA2* (privilégié) • Essai clinique • Rucaparib pour les personnes présentant une mutation héritée ou acquise de *BCRA1*, *BCRA2* ou *PALB2*
Si vous avez reçu de la gemcitabine et du paclitaxel lié à l'albumine	Il y a 3 options : • Essai clinique • Gemcitabine plus paclitaxel lié à l'albumine calendrier modifié • Gemcitabine

Traitement de deuxième intention

Le cancer du pancréas peut être traité par plusieurs lignes de traitement. Le traitement de deuxième intention est le deuxième traitement utilisé pour soigner le cancer. Si d'autres lignes de traitement sont nécessaires, les options mentionnées dans cette section peuvent être essayées.

Options de soins

Si le traitement du cancer est une option, votre équipe soignante vous proposera un traitement différent de celui utilisé pour le traitement de première intention et continuera à vous fournir des soins de soutien.

- Un traitement dans le cadre d'un essai clinique est préférable. Dans le cadre d'un essai clinique, vous recevrez un traitement standard ou un nouveau médicament contre le cancer.
- Outre les essais cliniques, le traitement systémique standard est une option.
- Le cancer localement avancé peut être traité par chimioradiothérapie ou SBRT si vous n'avez pas eu de radiothérapie auparavant.
- Si le traitement du cancer est trop éprouvant pour votre organisme, des soins de soutien sont recommandés. Votre équipe soignante peut vous prescrire une radiothérapie ou une chimiothérapie à agent unique pour soulager les symptômes.

Traitement systémique

Il existe de nombreuses options pour le traitement systémique de deuxième intention. Certains schémas thérapeutiques de première intention sont également des options pour le traitement de deuxième intention, et il existe également de nouvelles options. **Reportez-vous au Guide 12** pour une liste complète.

Les traitements de deuxième intention consistent en un traitement ciblé, une immunothérapie ou une chimiothérapie. Une analyse des biomarqueurs est nécessaire pour savoir si vous pouvez bénéficier d'un traitement ciblé ou d'une immunothérapie.

Chimiothérapie

La chimiothérapie pour le cancer du pancréas est souvent un liquide injecté dans une veine. Certaines injections sont effectuées dans le bras ou la main, tandis que d'autres sont réalisées à l'aide d'un dispositif implanté appelé « port ». Une perfusion est un goutte-à-goutte lent contrôlé par une pompe qui peut durer des heures. Une perfusion continue peut durer plusieurs jours. Un bolus et une IV rapide sont des injections plus rapides.

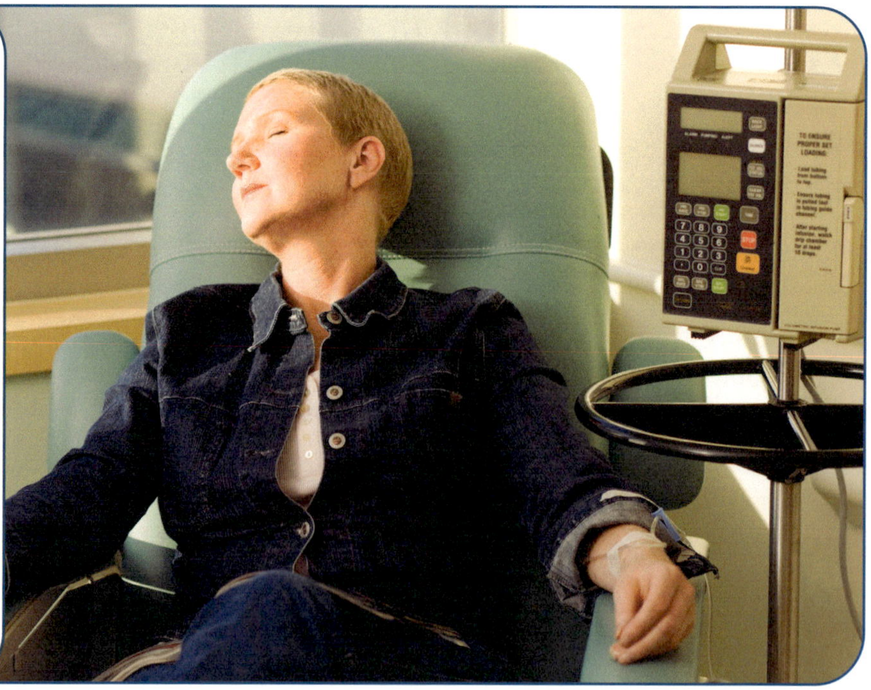

Guide 12
Traitement systémique de deuxième intention en fonction de l'indice de performance (PS)

Schémas thérapeutiques	PS 0 ou 1	PS 2	PS 3 ou 4
Options après tout type de traitement systémique de première intention :			
Entrectinib (biomarqueur *NTRK*)	🟠		🟠
Larotrectinib (biomarqueur *NTRK*)	🟠		🟠
Pembrolizumab (biomarqueur MSI-H, dMMR ou TMB-H)	🟠		🟠
Dostarlimab-gxly (biomarqueur MSI-H ou dMMR)	⚫	⚫	🟠
Nivolumab plus ipilimumab (biomarqueur TMB-H)	⚫	⚫	
Adagrasib (biomarqueur *KRAS* G12C)	⚫	⚫	⚫
Sotorasib (biomarqueur *KRAS* G12C)	⚫	⚫	⚫
Dabrafenib plus trametinib (biomarqueur *BRAF* V600E)	⚫		⚫
Selpercatinib (biomarqueur *RET*)	⚫		
Capécitabine			⚫
Perfusion continue de 5-FU			⚫
Gemcitabine à dose standard ou prolongée			⚫
Options après un traitement à base de fluoropyrimidine :			
Fluorouracil (5-FU), leucovorine et irinotécan liposomal	⚫	⚫	
Gemcitabine plus paclitaxel lié à l'albumine	⚫	⚫	
Gemcitabine	⚫		
Gemcitabine plus cisplatine (mutation *BCRA1* ou *BCRA2*)	⚫		
Gemcitabine et erlotinib	⚫		
Gemcitabine, paclitaxel lié à l'albumine et cisplatine	⚫		
Options après un traitement à base de gemcitabine :			
5-FU, leucovorine et irinotécan liposomal	⚫	⚫	
Capécitabine	⚫		
Capécitabine et oxaliplatine (CapeOx)	⚫		
Perfusion continue de 5-FU	⚫		
5-FU, leucovorine et irinotécan (FOLFIRI)	⚫		
FOLFIRINOX ou FOLFIRINOX modifié	⚫		
Oxaliplatine, 5-FU et leucovorine (OFF)	⚫		
5-FU, leucovorine et oxaliplatine (FOLFOX)	⚫		

🟠 privilégié ⚫ autres schémas thérapeutiques

Les **traitements ciblés de deuxième intention** qui n'ont pas été recommandés en première intention sont les suivants :

- Adagrasib (Retevmo) et sotorasib (Lumakras), qui bloquent tous deux les signaux de croissance du gène KRAS
- Selpercatinib (Retevmo), qui bloque les signaux RET

Les **immunothérapies de deuxième intention** qui n'ont pas été recommandées pour le traitement de première intention sont les suivantes :

- Nivolumab (Opdivo) plus ipilimumab (Yervoy)
- Dostarlimab-gxly (Jemperli)

La **chimiothérapie** passe généralement d'un type à l'autre :

- Les schémas thérapeutiques à base de fluoropyrimidine (5-FU, capecitabine) sont utilisés après les schémas thérapeutiques à base de gemcitabine
- Les schémas thérapeutiques à base de gemcitabine sont utilisés après un traitement à base de fluoropyrimidine

Le schéma thérapeutique à base de 5-FU, de leucovorine et d'irinotécan liposomal constitue une exception. Cette option peut être envisagée même si vous avez déjà reçu du 5-FU, mais vous ne devez pas avoir déjà reçu de l'irinotécan.

Visites médicales

Pendant le traitement de deuxième intention, vous continuerez à passer des examens d'imagerie pour surveiller la croissance du cancer. Votre équipe soignante vous posera des questions sur les symptômes du cancer lors de vos visites médicales. Il est également important qu'elle vous demande comment vous vous sentez. Il est courant de ressentir de la colère, des regrets, du désespoir et de l'incertitude, voire tout en même temps. Faites part de vos sentiments à votre équipe soignante. Elle peut vous orienter vers des ressources pendant cette période difficile.

Points clés

- Pour la plupart des personnes atteintes d'un cancer du pancréas, la chirurgie n'est pas le meilleur traitement. Le traitement du corps entier par des médicaments anticancéreux, appelé traitement systémique, est le plus souvent utilisé pour traiter le cancer du pancréas avancé et métastatique.
- Les options de traitement sont basées sur votre capacité à effectuer des activités quotidiennes, appelée indice de performance.
- Tout le monde doit recevoir des soins de soutien. Ils améliorent la qualité de vie. Ils peuvent aider à soulager les symptômes et à résoudre les problèmes mentaux, sociaux et spirituels.
- Si le traitement du cancer est une option, il est préférable de recevoir un traitement dans le cadre d'un essai clinique.
- Si vous ne participez pas à un essai clinique, votre cancer sera probablement traité par un traitement systémique approuvé. Les options comprennent une gamme de schémas chimiothérapeutiques, et éventuellement un traitement ciblé ou une immunothérapie basée sur une analyse des biomarqueurs. La chimioradiothérapie ou SBRT est une troisième option si le cancer ne s'est pas beaucoup propagé.
- Si le traitement du cancer est trop éprouvant pour votre organisme, les soins oncologiques consisteront en des soins de soutien. Il est possible que vous receviez un traitement systémique ou une radiothérapie pour soulager les symptômes.
- Votre équipe soignante recherchera des signes de croissance du cancer pendant le traitement. Si le cancer se développe, votre équipe soignante vous proposera des options.
- Informez l'équipe soignante des difficultés que vous rencontrez afin qu'elle puisse vous orienter vers des ressources utiles.

7

Prendre des décisions thérapeutiques

60 Le choix vous appartient

60 Questions à poser

68 Ressources

Il est primordial que vous soyez à l'aise avec le traitement choisi. Cette décision implique une conversation franche et honnête avec votre équipe soignante.

Le choix vous appartient

Dans le cadre d'une prise de décision partagée, vous échangez des informations avec votre équipe soignante, discutez des options et convenez d'un plan de traitement. Cela commence par une conversation franche et honnête entre vous et votre équipe.

Les décisions relatives au traitement sont très personnelles. Ce qui est important pour vous ne l'est pas forcément pour quelqu'un d'autre.

Certains éléments peuvent être déterminants lors de votre prise de décision :

- Ce que vous voulez et en quoi cela peut différer de ce que les autres veulent
- Vos croyances religieuses et spirituelles
- Vos sentiments à l'égard de certains traitements
- Vos sentiments concernant la douleur ou les effets indésirables
- Le coût du traitement, les déplacements vers les centres anticancéreux et les absences de l'école ou du travail
- La qualité et la durée de vie
- Votre degré d'activité et les activités qui sont importantes pour vous

Réfléchissez à ce que vous attendez du traitement. Discutez ouvertement des risques et des avantages de certains traitements et certaines procédures. Évaluez les options et partagez vos inquiétudes avec votre médecin. Si vous prenez le temps d'établir une relation de confiance avec votre équipe, vous vous sentirez soutenu(e) lors de l'examen des options et de la décision thérapeutique.

Deuxième avis

Il est normal de vouloir commencer le traitement le plus tôt possible. Même s'il ne faut pas ignorer le cancer, vous avez le temps de demander à un autre spécialiste du cancer d'examiner les résultats de vos tests et de vous proposer un plan de traitement. Il s'agit d'obtenir un deuxième avis, et c'est une démarche normale dans la prise en charge du cancer. Même les médecins demandent un deuxième avis !

Comment vous préparer au mieux ?

- Vérifiez auprès de votre compagnie d'assurance quelles sont ses règles en matière de deuxième avis. Il se peut que vous ayez à débourser des frais pour consulter des médecins qui ne font pas partie de votre régime d'assurance.
- Faites en sorte que des copies de tous vos dossiers soient envoyées au médecin que vous consulterez pour un deuxième avis.

Groupes de soutien

De nombreuses personnes ayant reçu un diagnostic de cancer jugent les groupes de soutien utiles. Les groupes de soutien comprennent souvent des personnes à différents stades du traitement. Certaines personnes viennent d'être diagnostiquées, d'autres ont terminé leur traitement. Si votre hôpital ou votre communauté ne dispose pas de groupes de soutien pour les personnes atteintes d'un cancer, consultez les sites Internet indiqués dans cet ouvrage.

Questions à poser

Vous trouverez dans les pages qui suivent une liste de questions à poser à votre équipe soignante. N'hésitez pas à utiliser ces questions ou à formuler les vôtres. Définissez clairement vos objectifs thérapeutiques et renseignez-vous sur ce que vous pouvez attendre du traitement.

Questions sur les tests de dépistage du cancer

1. Quels sont les examens que je dois passer ?
2. Les tests présentent-ils des risques ?
3. Dois-je faire quelque chose pour me préparer aux tests ?
4. Dois-je venir accompagné(e) aux rendez-vous ?
5. Où dois-je me rendre pour passer les tests et combien de temps cela prendra-t-il ?
6. Si l'un des tests est douloureux, que ferez-vous pour me soulager ?
7. Dans combien de temps vais-je connaître les résultats et qui me les expliquera ?
8. Puis-je avoir une copie du rapport de pathologie et des autres résultats des examens ?
9. Existe-t-il un portail en ligne avec les résultats de mes tests ?

Questions sur les options thérapeutiques

1. Quelles sont mes options thérapeutiques ?
2. L'essai clinique est-il une option pour moi ?
3. Que se passera-t-il si je ne fais rien ?
4. Suggérez-vous d'autres options que celles recommandées par le NCCN ? Si oui, pourquoi ?
5. Comment mon âge, mon sexe, mon état de santé général et d'autres facteurs influencent-ils mes options ?
6. Que se passe-t-il si je suis enceinte ou si je prévois de l'être ?
7. Y a-t-il une option qui permet de guérir ou contrôler le cancer à long terme ?
8. Quels sont les effets indésirables des traitements ?
9. Comment obtenir un deuxième avis ?
10. Combien de temps ai-je pour décider du traitement, et y a-t-il un travailleur social ou quelqu'un qui peut m'aider à prendre une décision ?

Questions sur ce à quoi s'attendre

1. Cet hôpital ou ce centre de cancérologie offre-t-il le meilleur traitement pour moi ?
2. Ai-je le choix de la date du début de traitement ?
3. Quelle est la durée du traitement ?
4. À qui dois-je m'adresser pour poser des questions ou faire part de mes préoccupations si le cabinet est fermé ?
5. Comment saurez-vous que le traitement est efficace ?
6. Quels sont les risques d'aggravation ou de retour du cancer ?
7. Quels sont les soins de suivi nécessaires après le traitement ?
8. Que se passe-t-il si le traitement cesse d'être efficace ?

Questions sur les effets indésirables

1. Quelles sont les complications et les effets indésirables possibles du traitement ?
2. Le cancer lui-même provoque-t-il des effets indésirables ?
3. Quels sont les effets indésirables les plus fréquents et combien de temps durent-ils ?
4. Quels sont les effets indésirables graves ou potentiellement mortels ?
5. Existe-t-il des effets indésirables permanents ou à long terme ?
6. Quels symptômes dois-je signaler immédiatement et qui dois-je contacter ?
7. Que puis-je faire pour prévenir ou soulager les effets indésirables de ce traitement ?
8. Certains médicaments aggravent-ils les effets indésirables ?
9. Certains effets indésirables s'atténuent-ils ou s'aggravent-ils avec le temps ?
10. Allez-vous arrêter le traitement ou le modifier en cas d'effets indésirables graves ?

Questions sur les essais cliniques

1. Me recommandez-vous d'envisager un essai clinique pour le traitement ?
2. Comment puis-je trouver des essais cliniques auxquels je peux participer ?
3. Quels sont les traitements utilisés dans l'essai clinique ?
4. Le traitement a-t-il été utilisé pour d'autres types de cancer ?
5. Quels sont les risques et les avantages de ce traitement ?
6. Quels sont les effets indésirables auxquels je dois m'attendre et comment seront-ils pris en charge ?
7. Combien de temps vais-je rester dans l'essai clinique ?
8. Pourrais-je recevoir un autre traitement si celui-ci ne fonctionne pas ?
9. Comment saurez-vous que le traitement est efficace ?
10. L'essai clinique me coûtera-t-il quelque chose ?

Questions sur l'expérience de votre équipe soignante

1. Quelle est votre expérience et celle de votre équipe dans le traitement de mon type de cancer ?
2. Combien de patients comme moi (du même âge, du même sexe, de la même origine ethnique) avez-vous traités ?
3. Allez-vous consulter des experts pour discuter de mes soins ? Qui allez-vous consulter ?
4. Ce traitement (ou procédure) représente-t-il une part importante de votre pratique ? Combien de fois avez-vous effectué ce traitement (ou cette procédure) au cours de l'année écoulée ?
5. Combien de vos patients ont eu des complications ? Quelles ont été les complications ?

Questions sur les soins de soutien

1. Quels sont les soins et les services de soutien mis à ma disposition et à celle de mes aidants ?
2. Existe-t-il des programmes d'aide au paiement des frais de traitement du cancer ?
3. Ce centre propose-t-il un service de transport pour se rendre aux rendez-vous ? Qu'en est-il de la garde des enfants pendant les rendez-vous médicaux ?
4. Existe-t-il une aide pour les besoins primaires tels que l'alimentation et le logement ?
5. Où puis-je obtenir des conseils juridiques ? Mon emploi est-il légalement protégé si je prends un congé ?
6. Qui peut m'aider à faire face au stress ? Existe-t-il un groupe de soutien qui me conviendrait ?
7. Qui peut me conseiller, ainsi que ma famille, sur les questions relatives à la fin de vie ?

Ressources

Cancer Hope Network
cancerhopenetwork.org

Hirshberg Foundation for Pancreatic Cancer Research
pancreatic.org

Lustgarten Foundation
lustgarten.org

National Cancer Institute (NCI)
cancer.gov/types/pancreatic/patient/pancreatic-treatment-pdq

Triage Cancer
triagecancer.org

U.S. National Library of Medicine Clinical Trials Database
clinicaltrials.gov

"Rappelez-vous que le fait d'avoir un cancer du pancréas ne vous définit pas, la façon dont vous vivez votre vie traduit ce que vous êtes."

partagez votre expérience.

Répondez à notre enquête, et contribuez à améliorer les NCCN Guidelines for Patients pour tout le monde !

NCCN.org/patients/comments

Mots clés

anticoagulant
Médicament qui ralentit le temps de coagulation du sang.

bilirubine
Substance jaune-brun qui fait partie d'un liquide appelé bile.

biomarqueur
Toute molécule présente dans votre corps pouvant être mesurée pour évaluer votre santé.

biopsie
Procédure visant à prélever des échantillons de tissus ou de liquides pour les soumettre à des tests de dépistage.

biopsie guidée par EUS
Procédure visant à prélever un échantillon de tissu à l'aide d'un dispositif médical guidé dans la gorge.

CA 19-9
Protéine fabriquée par certains types de cancer et présente dans le sang.

canal / voie biliaire
Petite structure tubulaire qui évacue du foie un liquide appelé bile.

canal cholédoque
Tube minuscule qui transporte un liquide appelé bile du foie vers l'intestin.

cancer du pancréas borderline résécable
Cancer du pancréas avec atteinte mineure des vaisseaux sanguins avoisinants.

cancer du pancréas héréditaire
Cancer chez une personne qui avait un risque héréditaire élevé d'être atteinte de ce cancer.

cancer du pancréas localement avancé
Cancer du pancréas avec atteinte importante des vaisseaux sanguins avoisinants.

cancer du pancréas résécable
Cancer qui peut être complètement enlevé par une intervention chirurgicale.

chimioradiothérapie
Traitement associant la chimiothérapie et la radiothérapie.

chimiothérapie
Traitement par des médicaments anticancéreux qui tuent les cellules à croissance rapide.

cholangiopancréatographie par résonance magnétique (CPRM)
Examen qui utilise des ondes radio et des aimants puissants pour obtenir des images très claires du pancréas et des voies biliaires.

cholangiopancréatographie rétrograde endoscopique (CPRE)
Procédure qui utilise des rayons X et un dispositif médical guidé dans la gorge.

contraste
Substance introduite dans votre corps pour rendre les images plus précises lors des examens d'imagerie.

dérivation biliaire
Chirurgie qui réoriente le flux de bile dans l'intestin grêle.

directive anticipée
Document juridique indiquant vos souhaits en matière de soins de santé au cas où vous seriez dans l'incapacité de les exprimer.

duodénopancréatectomie
Chirurgie visant à retirer la partie la plus large (tête) du pancréas et des parties d'autres organes voisins. Également appelée Intervention de Whipple.

échographie endoscopique / écho-endoscopie (EUS)
Procédure qui consiste à prendre des photos détaillées de l'intérieur du corps à l'aide d'un appareil guidé dans la gorge.

ECOG
Eastern Cooperative Oncology Group

FAMMM
Syndrome du naevus atypique / syndrome familial des naevus dysplasiques / syndrome mélanome-cancer pancréatique

FDA
Food and Drug Administration

gastro-entérologue
Médecin spécialiste des maladies de l'appareil digestif.

gastrojéjunostomie
Chirurgie pour contourner un estomac obstrué.

HBOC
Syndrome de prédisposition héréditaire aux cancers du sein et de l'ovaire

HBPM
Héparine de bas poids moléculaire

imagerie par résonance magnétique (IRM)
Examen qui utilise des ondes radio et des aimants puissants pour obtenir des images de l'intérieur du corps.

immunothérapie
Traitement médicamenteux qui aide le système immunitaire de l'organisme à trouver et à détruire les cellules cancéreuses.

indice de performance
Évaluation de la capacité d'une personne à effectuer des activités quotidiennes.

intervention de Whipple
Chirurgie visant à retirer la tête du pancréas et des parties d'autres organes voisins. Également appelée duodénopancréatectomie.

IPE
Insuffisance pancréatique exocrine

jaunisse
Jaunissement de la peau et des yeux dû à une accumulation de bilirubine dans l'organisme.

laparoscopie
Procédure qui consiste à insérer des outils fins à travers de petites incisions pour effectuer un travail à l'intérieur du ventre.

marge chirurgicale
Tissu d'apparence normale autour du bord de la tumeur qui est enlevé lors de la chirurgie.

métastase
Propagation du cancer à une autre partie du corps.

neurolyse du plexus cœliaque
Injection d'un bloc nerveux dans un faisceau de nerfs appelé plexus cœliaque.

oncologue médical
Médecin expert en médicaments anticancéreux.

pancréatectomie distale / pancréatectomie gauche
Chirurgie qui consiste à enlever la partie la plus large (corps) et l'extrémité la plus étroite (queue) du pancréas ainsi que d'autres organes voisins.

pancréatectomie totale
Chirurgie visant à retirer le pancréas entier et d'autres organes et tissus avoisinants.

pathologiste
Médecin spécialisé dans l'analyse des cellules et des tissus pour dépister des maladies.

PDAC
Adénocarcinome canalaire pancréatique

protocole pancréatique
Méthodes d'imagerie permettant d'améliorer les images du pancréas.

radiologue interventionnel
Médecin expert en imagerie et en procédures utilisant des dispositifs de guidage.

radiothérapie corporelle stéréotaxique (SBRT)
Traitement par irradiation à haute dose de petites zones sur 1 à 5 séances.

RCMI
Radiothérapie conformationnelle avec modulation d'intensité

récidive
Retour d'un cancer après un traitement.

RTC-3D
radiothérapie tridimensionnelle conformationnelle

soins de soutien
Soins oncologiques visant à améliorer la qualité de vie. Également appelés soins palliatifs.

sonde de gastrostomie percutanée endoscopique (PEG)
Sonde d'alimentation insérée dans l'estomac par une incision dans l'abdomen. Également appelée sonde de gastrostomie.

sonde de jéjunostomie
Sonde d'alimentation insérée à travers la peau dans l'intestin grêle.

stade du cancer
Évaluation des perspectives d'un cancer en fonction de sa croissance et de sa propagation.

stent / endoprothèse
Petit dispositif extensible en forme de tube.

surveillance
Tests continus pour surveiller la croissance du cancer en l'absence de traitement anticancéreux.

test de la fonction hépatique
Test de laboratoire sur un échantillon de sang qui mesure les produits chimiques fabriqués ou traités par le foie.

tomodensitométrie (TDM)
Examen qui utilise des rayons X sous plusieurs angles pour obtenir une image de l'intérieur du corps.

tomographie par émission de positrons (TEP)
Examen qui utilise un matériau radioactif pour voir la forme et le fonctionnement des tissus.

traitement adjuvant
Traitement administré pour réduire les risques de réapparition du cancer.

traitement de première intention
Le premier traitement administré pour soigner une maladie. Peut être suivi d'un traitement de deuxième intention ou de plusieurs lignes de traitement.

traitement néoadjuvant
Traitement administré avant le traitement principal pour réduire le cancer.

radiothérapie
Utilisation de rayons de haute énergie pour détruire les cellules cancéreuses.

Contributeurs du NCCN

Ce guide patient est basé sur les NCCN Clinical Practice Guidelines in Oncology (NCCN Guidelines®) pour l'adénocarcinome pancréatique, version 2.2023. Il a été adapté, révisé et publié avec l'aide des personnes suivantes :

Dorothy A. Shead, MS
Senior Director
Patient Information Operations

Laura J. Hanisch, PsyD
Patient Information Program Manager

Susan Kidney
Senior Graphic Design Specialist

Les NCCN Clinical Practice Guidelines in Oncology (NCCN Guidelines®) pour l'adénocarcinome pancréatique, version 2.2023 ont été élaborées par les membres du groupe d'experts du NCCN suivants :

Margaret A. Tempero, MD/Chair
UCSF Helen Diller Family Comprehensive Cancer Center

Mokenge P. Malafa, MD/Vice Chair
Moffitt Cancer Center

Al B. Benson III, MD
Robert H. Lurie Comprehensive Cancer Center of Northwestern University

Dana B. Cardin, MD
Vanderbilt-Ingram Cancer Center

E. Gabriela Chiorean, MD
Fred Hutchinson Cancer Center

Jared A. Christensen, MD
University of Michigan Rogel Cancer Center

Vincent Chung, MD
City of Hope National Medical Center

Brian Czito, MD
Duke Cancer Institute

Marco Del Chiaro, MD, PhD
University of Colorado Cancer Center

Mary Dillhoff, MD, MS
The Ohio State University Comprehensive Cancer Center - James Cancer Hospital and Solove Research Institute

Timothy R. Donahue, MD
UCLA Jonsson Comprehensive Cancer Center

Efrat Dotan, MD
Fox Chase Cancer Center

Christos Fountzilas, MD
Roswell Park Comprehensive Cancer Center

Evan S. Glazer, MD, PhD
The University of Tennessee Health Science Center

Jeffrey Hardacre, MD
Case Comprehensive Cancer Center/ University Hospitals Seidman Cancer Center and Cleveland Clinic Taussig Cancer Institute

William G. Hawkins, MD
Siteman Cancer Center at Barnes-Jewish Hospital and Washington University School of Medicine

Kelsey Klute, MD
Fred & Pamela Buffett Cancer Center

Andrew H. Ko, MD
UCSF Helen Diller Family Comprehensive Cancer Center

John W. Kunstman, MD, MHS
Yale Cancer Center/Smilow Cancer Hospital

*Noelle LoConte, MD
University of Wisconsin Carbone Cancer Center

Andrew M. Lowy, MD
UC San Diego Moores Cancer Center

Ashiq Masood, MD
Indiana University Melvin and Bren Simon Comprehensive Cancer Center

*Cassadie Moravek
Pancreatic Cancer Action Network

Eric K. Nakakura, MD
UCSF Helen Diller Family Comprehensive Cancer Center

Amol K. Narang, MD
The Sidney Kimmel Comprehensive Cancer Center at Johns Hopkins

Lorenzo Nardo, MD, PhD
UC Davis Comprehensive Cancer Center

*Jorge Obando, MD
Duke Cancer Institute

Patricio M. Polanco, MD
UT Southwestern Simmons Comprehensive Cancer Center

Sushanth Reddy, MD
O'Neal Comprehensive Cancer Center at UAB

*Marsha Reyngold, MD, PhD
Memorial Sloan Kettering Cancer Center

*Courtney Scaife, MD
Huntsman Cancer Institute at the University of Utah

Jeanne Shen, MD
Stanford Cancer Institute

Mark J. Truty, MD, MS
Mayo Clinic Comprehensive Cancer Center

Charles Vollmer Jr., MD
Abramson Cancer Center at the University of Pennsylvania

Robert A. Wolff, MD
The University of Texas MD Anderson Cancer Center

Brian M. Wolpin, MD, MPH
Dana-Farber/Brigham and Women's Cancer Center

NCCN

Susan Darlow, PhD
Manager, Guidelines Information Standardization

Senem Kurtoglu Lubin, PhD, MBA
Oncology Scientist/Medical Writer

Beth McCullough RN, BS
Guidelines Layout Specialist

* A révisé ce guide patient. Pour les déclarations d'intérêt, rendez-vous sur NCCN.org/disclosures.

Centres de lutte contre le cancer du NCCN

Abramson Cancer Center
at the University of Pennsylvania
Philadelphie, Pennsylvanie
+1 800.789.7366 • pennmedicine.org/cancer

Case Comprehensive Cancer Center/
University Hospitals Seidman Cancer Center and
Cleveland Clinic Taussig Cancer Institute
Cleveland, Ohio
UH Seidman Cancer Center
+1 800.641.2422 • uhhospitals.org/services/cancer-services
CC Taussig Cancer Institute
+1 866.223.8100 • my.clevelandclinic.org/departments/cancer
Case CCC
+1 216.844.8797 • case.edu/cancer

City of Hope National Medical Center
Duarte, Californie
+1 800.826.4673 • cityofhope.org

Dana-Farber/Brigham and Women's Cancer Center |
Massachusetts General Hospital Cancer Center
Boston, Massachusetts
+1 617.732.5500 • youhaveus.org
+1 617.726.5130 - massgeneral.org/cancer-center

Duke Cancer Institute
Durham, Caroline du Nord
+1 888.275.3853 • dukecancerinstitute.org

Fox Chase Cancer Center
Philadelphie, Pennsylvanie
+1 888.369.2427 • foxchase.org

Fred & Pamela Buffett Cancer Center
Omaha, Nebraska
+1 402.559.5600 • unmc.edu/cancercenter

Fred Hutchinson Cancer Center
Seattle, Washington
+1 206.667.5000 • fredhutch.org

Huntsman Cancer Institute
at the University of Utah
Salt Lake City, Utah
+1 800.824.2073 • huntsmancancer.org

Indiana University Melvin and Bren Simon
Comprehensive Cancer Center
Indianapolis, Indiana
+1 888.600.4822 • www.cancer.iu.edu

Mayo Clinic Comprehensive Cancer Center
Phoenix/Scottsdale, Arizona
Jacksonville, Floride
Rochester, Minnesota
+1 480.301.8000 • Arizona
+1 904.953.0853 • Floride
+1 507.538.3270 • Minnesota
mayoclinic.org/cancercenter

Memorial Sloan Kettering Cancer Center
New York, New York
+1 800.525.2225 • mskcc.org

Moffitt Cancer Center
Tampa, Floride
+1 888.663.3488 • moffitt.org

O'Neal Comprehensive Cancer Center at UAB
Birmingham, Alabama
+1 800.822.0933 • uab.edu/onealcancercenter

Robert H. Lurie Comprehensive Cancer Center
of Northwestern University
Chicago, Illinois
+1 866.587.4322 • cancer.northwestern.edu

Roswell Park Comprehensive Cancer Center
Buffalo, New York
+1 877.275.7724 • roswellpark.org

Siteman Cancer Center at Barnes-Jewish Hospital
and Washington University School of Medicine
St. Louis, Missouri
+1 800.600.3606 • siteman.wustl.edu

St. Jude Children's Research Hospital/
The University of Tennessee Health Science Center
Memphis, Tennessee
+1 866.278.5833 • stjude.org
+1 901.448.5500 • uthsc.edu

Stanford Cancer Institute
Stanford, Californie
+1 877.668.7535 • cancer.stanford.edu

The Ohio State University Comprehensive Cancer Center
-
James Cancer Hospital and Solove Research Institute
Columbus, Ohio
+1 800.293.5066 • cancer.osu.edu

The Sidney Kimmel Comprehensive
Cancer Center at Johns Hopkins
Baltimore, Maryland
+1 410.955.8964
www.hopkinskimmelcancercenter.org

The UChicago Medicine Comprehensive Cancer Center
Chicago, Illinois
+1 773.702.1000 - uchicagomedicine.org/cancer

The University of Texas MD Anderson Cancer Center
Houston, Texas
+1 844.269.5922 • mdanderson.org

UC Davis Comprehensive Cancer Center
Sacramento, Californie
+1 916.734.5959 • +1 800.770.9261
health.ucdavis.edu/cancer

UC San Diego Moores Cancer Center
La Jolla, Californie
+1 858.822.6100 • cancer.ucsd.edu

UCLA Jonsson Comprehensive Cancer Center
Los Angeles, Californie
+1 310.825.5268 • cancer.ucla.edu

UCSF Helen Diller Family
Comprehensive Cancer Center
San Francisco, Californie
+1 800.689.8273 • cancer.ucsf.edu

University of Colorado Cancer Center
Aurora, Colorado
+1 720.848.0300 • coloradocancercenter.org

University of Michigan Rogel Cancer Center
Ann Arbor, Michigan
+1 800.865.1125 • rogelcancercenter.org

University of Wisconsin Carbone Cancer Center
Madison, Wisconsin
+1 608.265.1700 • uwhealth.org/cancer

UT Southwestern Simmons
Comprehensive Cancer Center
Dallas, Texas
+1 214.648.3111 • utsouthwestern.edu/simmons

Vanderbilt-Ingram Cancer Center
Nashville, Tennessee
+1 877.936.8422 • vicc.org

Yale Cancer Center/Smilow Cancer Hospital
New Haven, Connecticut
+1 855.4.SMILOW • yalecancercenter.org

Index

analyse des biomarqueurs 19, 46, 58

anticoagulant 27, 70

biopsie 11, 14, 15, 20, 46, 70, 71

CA 19-9 16, 18, 20, 35, 40, 44, 45, 54, 70

caillot sanguin 26

cancer du pancréas héréditaire 6, 17, 18, 71

chimiothérapie 15, 20, 25, 28, 38, 39, 40, 44, 45, 46, 47, 51, 52, 54, 55, 56, 58, 70

chirurgie 7, 8, 10, 11, 14, 15, 20, 22, 23, 24, 34, 35, 36, 37, 38, 39, 40, 41, 42, 43, 44, 46, 47, 48, 49, 50, 54, 55, 58, 72

CPRE 14, 15, 22, 23, 70

CPRM 12, 71

dépression 29

dérivation biliaire 43, 70

diabète 6, 24, 30

directive anticipée 29, 30, 70

douleur 22, 23, 24, 25, 29, 30, 41, 43, 54, 60

duodénopancréatectomie 41, 42, 47, 72

équipe soignante 8, 10, 11, 14, 15, 16, 22, 24, 26, 29, 30, 33, 35, 38, 39, 44, 45, 46, 48, 51, 54, 56, 58, 60, 66

estomac obstrué 23, 71

EUS 11, 14, 15, 25, 70, 71

gastrojéjunostomie 23, 71

immunothérapie 28, 54, 56, 58, 71

indice de performance 35, 51, 52, 54, 55, 57, 58, 72

intervention de Whipple 41, 42, 72

IPE 24, 71

IRM 11, 12, 13, 20, 40, 45, 54, 71

laparoscopie 11, 14, 54, 71

mutations germinales 17, 18

neurolyse du plexus cœliaque 25, 70

obstruction des voies biliaires 14, 16, 22, 23

pancréatectomie distale / pancréatectomie gauche 41, 42, 47, 70

pancréatectomie totale 42, 47, 72

protocole pancréatique 11, 12, 13, 20, 54, 71

radiothérapie 25, 27, 28, 39, 40, 45, 46, 47, 48, 51, 54, 56, 58, 70, 71, 72, 76

récidive 45, 46, 47, 72

reconstruction 41, 42

saignements 26, 27, 30, 54

SBRT 46, 47, 51, 54, 56, 58, 72

soins de soutien 8, 14, 22, 28, 30, 47, 50, 51, 54, 56, 58, 67, 72

splénectomie 42

stade du cancer 12, 15, 16, 70

stent / endoprothèse 15, 22, 23, 43, 72

TDM 11, 12, 13, 15, 20, 40, 44, 45, 54, 70

TEP 11, 13, 72

tests génétiques 17, 18, 20

traitement adjuvant 44, 45, 55, 70

traitement ciblé 51, 52, 54, 56, 58

traitement d'entretien 55

traitement néoadjuvant 38, 39, 40, 44, 45, 71

traitement systémique 46, 47, 50, 52, 53, 55, 56, 57, 58

Made in the USA
Monee, IL
05 November 2026

67385757R00048